Therapie volgens het emotieschemamodel

Robert L. Leahy

Therapie volgens het emotieschemamodel

30 kenmerkende aspecten

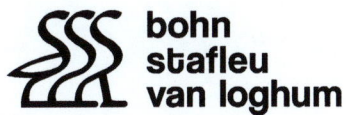

Houten 2020

ISBN 978-90-368-2429-3   ISBN 978-90-368-2430-9 (eBook)
https://doi.org/10.1007/978-90-368-2430-9

© Bohn Stafleu van Loghum is een imprint van Springer Media B.V., onderdeel van Springer Nature 2020
Alle rechten voorbehouden. Niets uit deze uitgave mag worden verveelvoudigd, opgeslagen in een geautomatiseerd gegevensbestand, of openbaar gemaakt, in enige vorm of op enige wijze, hetzij elektronisch, mechanisch, door fotokopieën of opnamen, hetzij op enige andere manier, zonder voorafgaande schriftelijke toestemming van de uitgever.

Voor zover het maken van kopieën uit deze uitgave is toegestaan op grond van artikel 16b Auteurswet j° het Besluit van 20 juni 1974, Stb. 351, zoals gewijzigd bij het Besluit van 23 augustus 1985, Stb. 471 en artikel 17 Auteurswet, dient men de daarvoor wettelijk verschuldigde vergoedingen te voldoen aan de Stichting Reprorecht (Postbus 3060, 2130 KB Hoofddorp). Voor het overnemen van (een) gedeelte(n) uit deze uitgave in bloemlezingen, readers en andere compilatiewerken (artikel 16 Auteurswet) dient men zich tot de uitgever te wenden.

Samensteller(s) en uitgever zijn zich volledig bewust van hun taak een betrouwbare uitgave te verzorgen. Niettemin kunnen zij geen aansprakelijkheid aanvaarden voor drukfouten en andere onjuistheden die eventueel in deze uitgave voorkomen. De uitgever blijft onpartijdig met betrekking tot juridische aanspraken op geografische aanwijzingen en gebiedsbeschrijvingen in de gepubliceerde landkaarten en institutionele adressen.

Vertaald vanuit de Engelstalige editie Emotional Schema Therapy, Distinctive Features, Robert L. Leahy, PhD.
Copyright © 2019 Robert L. Leahy
First published 2019 by Routledge
Authorised translation from the English language edition published by Routledge, a member of the Taylor & Francis Group.

Emotional Schema Therapy, Distinctive Features, was originally published in English in 2019. This translation is published by arrangement with Routledge, a member of the Taylor & Francis Group. Bohn Stafleu van Loghum, part of Springer Media BV is solely responsible for this translation from the original work and Routledge shall have no liability for any errors, omissions or inaccuracies or ambiguities in such translation or for any losses caused by reliance there on.

Emotional Schema Therapy, Distinctive Features, werd oorspronkelijk in het Engels gepubliceerd in 2019. Deze Nederlandse vertaling is met toestemming van Routledge, onderdeel van Taylor & Francis Group gepubliceerd. Bohn Stafleu van Loghum, onderdeel van Springer Media BV is volledig verantwoordelijk voor deze vertaling. Routledge is niet verantwoordelijk voor fouten, omissies, onjuistheden of onduidelijkheden in de vertaling of voor enige schade voortvloeiend uit het gebruik hiervan.

Vertaler: Lieke Berkhuizen
Meelezer: Johan Bakker, GZ psycholoog/ cognitief gedragstherapeut en Supervisor VGCT

NUR 770
Basisontwerp omslag: Studio Bassa, Culemborg
Automatische opmaak: Scientific Publishing Services (P) Ltd., Chennai, India

Bohn Stafleu van Loghum
Walmolen 1
Postbus 246
3990 GA Houten

www.bsl.nl

Inhoud

Deel I Het emotieschemamodel

1 Van cognitie naar emotie 3

2 Emoties hebben meerdere facetten 9

3 Evolutionaire aanpassing en emotie 13

4 Sociale constructie van emotie 17

5 Emoties zijn een onderwerp van cognitie 21

6 Overtuigingen over emoties weerspiegelen cognitieve vertekeningen 27

7 Veertien dimensies van emotieschema's 31

8 Hoe anderen op onze emoties reageren 37

9 Affectief voorspellen 41

10 Emoties normaliseren en pathologiseren 47

11 Metaforen over de inclusiviteit van emoties 51

12 Emotioneel perfectionisme 57

13 Maladaptieve emotieregulatiestrategieën herkennen 63

14 Emotionele socialisatie 69

15 Emotieschema's in therapie 73

Deel II Het veranderen van emotieschema's

16 Het herkennen en veranderen van theorieën over oorzaak en verandering 79

17 Adaptieve emotieregulatiestrategieën 85

18	**Casusconceptualisatie**	89
19	**Expressie van emotie**	95
20	**Validering, zelfvalidering en zelfcompassie**	103
21	**Problematische strategieën voor het zoeken naar validering**	109
22	**Emoties zijn universeel**	113
23	**Schaamte en schuldgevoel**	117
24	**Emoties zijn niet blijvend**	121
25	**Escalatie en controle**	125
26	**Persoonlijke empowerment**	129
27	**Ambivalentie en complexiteit verdragen**	133
28	**Emoties in verband brengen met waarden**	139
29	**Interpersoonlijke emotieschema's**	143
30	**Onderzoek over emotieschema's**	147
	Bijlage	151
	Register	152

Deel I Het emotieschemamodel

Hoofdstuk 1	Van cognitie naar emotie – 3
Hoofdstuk 2	Emoties hebben meerdere facetten – 9
Hoofdstuk 3	Evolutionaire aanpassing en emotie – 13
Hoofdstuk 4	Sociale constructie van emotie – 17
Hoofdstuk 5	Emoties zijn een onderwerp van cognitie – 21
Hoofdstuk 6	Overtuigingen over emoties weerspiegelen cognitieve vertekeningen – 27
Hoofdstuk 7	Veertien dimensies van emotieschema's – 31
Hoofdstuk 8	Hoe anderen op onze emoties reageren – 37
Hoofdstuk 9	Affectief voorspellen – 41
Hoofdstuk 10	Emoties normaliseren en pathologiseren – 47
Hoofdstuk 11	Metaforen over de inclusiviteit van emoties – 51
Hoofdstuk 12	Emotioneel perfectionisme – 57
Hoofdstuk 13	Maladaptieve emotieregulatiestrategieën herkennen – 63
Hoofdstuk 14	Emotionele socialisatie – 69
Hoofdstuk 15	Emotieschema's in therapie – 73

Van cognitie naar emotie

De aanvankelijke benadering van cognitieve therapie – 5

Recente vorderingen binnen de CGT – 7

© Bohn Stafleu van Loghum is een imprint van Springer Media B.V., onderdeel van Springer Nature 2020
R. L. Leahy, *Therapie volgens het emotieschemamodel*, https://doi.org/10.1007/978-90-368-2430-9_1

Terugdenkend aan hoe ik er destijds op kwam om een model over emotieschema's te ontwikkelen, begon ik terug te blikken op de lange reis die het denken en voelen over psychotherapie voor mij is geweest. Net als veel van mijn generatiegenoten begon ik ooit als een trouw aanhanger van het psychoanalytische denken: ik las bijna alle boeken van Freud en flirtte zelfs met de gedachte dat mijn interpretaties van de inktvlekken van de Rorschachtest en andere projectieve technieken werkelijk helderheid zouden brengen over wat er zich afspeelde in de innerlijke krochten van de ziel van mensen bij wie ik die test afnam. Op de universiteit volgde ik drie jaar lang Engelse literatuur als hoofdvak, zodat ik kennismaakte met de grote tradities van de westerse literatuur. Vooral de tragische visie op het leven bleef me bij. Niet alleen Shakespeare fascineerde me, ook de Griekse tragedies met hun boodschap over onvoorziene rampspoed, die zelfs de nobele geesten en de machtigen onder de mensen trof. Ik werd gegrepen door de tragische visie die de Spaanse schrijver Unamuno beschreef en de complexiteit en het noodlot van de personages in de romans van Dostojevski. Het psychoanalytische denken leek goed aan te sluiten bij de culturele krachten die mij zo boeiden en bovendien overal een antwoord op te hebben.

Met het aanbreken van de doctoraalfase van mijn studie ging ik meer lezen over het destijds nog niet zo vele onderzoek over de effectiviteit van psychodynamische therapie en de gebrekkige betrouwbaarheid van psychodiagnostische testen. Dat onderzoek stemde somber. Ik werd in eerste instantie een minder trouwe volgeling van de psychoanalyse en raakte uiteindelijk zelfs gedesillusioneerd. Ik richtte mijn belangstelling op de groeiende hoeveelheid onderzoek en theorieën over sociale cognitie.

Uit het onderzoek over sociale cognitie bleek dat we in onze percepties vaak vertekeningen aanbrengen door de schema's die we gebruiken, dat onze verklaringen over prestaties een attributieparadigma volgen en dat onze gevolgtrekkingen over karaktereigenschappen vaak worden bepaald door de vraag of we anderen observeren of zelf handelen. Wanneer we gedrag van andere mensen observeren, verklaren we dat bijvoorbeeld vaak door hun karaktereigenschappen toe te schrijven, terwijl we ons eigen gedrag eerder verklaren door de specifieke situatie; dit verschijnsel wordt de 'actor-observer bias' genoemd. De sociaalpsychologische traditie heeft veel te danken aan het vroege werk van Fritz Heider (1958) en anderen die publiceerden in de jaren zeventig en tachtig van de twintigste eeuw. Het attributiemodel, dat in eerste instantie werd ontwikkeld door Heider en later op depressie werd toegepast door Seligman, Alloy en Abramson, was een direct product van het onderzoeksveld dat zich bezighield met sociale cognitie en de processen beschreef die we gebruiken bij het afleiden van intenties en andere psychologische processen van andere mensen. Dat onderzoek vormde de basis voor het vakgebied sociale cognitie, dat tegenwoordig anders wordt genoemd, namelijk 'theory of mind' of 'metacognitie', maar dat zijn inspiratie dankt aan dat vroegere onderzoek in de sociale psychologie. In diezelfde periode was ik ook betrokken bij onderzoek over de ontwikkeling van sociale cognitie, dat is beïnvloed door het onderzoek naar sociale cognitie bij volwassenen en door het constructivistische model van Jean Piaget. Mijn model hield in dat mensen aspecten van hun sociale ervaring 'construeren' en dat dit construeren soms gebeurt in een volgorde die door de ontwikkeling wordt bepaald. Ik onderzocht hoe kinderen en volwassenen sociale ongelijkheid 'construeren', met name hoe ze economische ongelijkheid verklaren, rechtvaardigen of ter discussie stellen, en hoe ze karaktereigenschappen toekennen aan anderen.

Toen ik eind jaren zeventig kennismaakte met het werk van Aaron Beck en Albert Ellis, was ik erg onder de indruk van hun benadering om depressie te begrijpen en te behandelen; die vond ik zeer goed doordacht en overtuigend. Deze 'rationele' benadering sprak het logische deel van mijn geest aan. Ik kon mijn achtergrond in de analytische filosofie en kennis van de logica van argumenten benutten en deze benadering leek zowel de patiënt als de therapeut in hun kracht te zetten. De rationele benadering trok me weer terug naar de praktijk van de psychotherapie en ik werd, zoals zoveel mensen die 'het antwoord' hebben gevonden, opnieuw een trouw volgeling. Het cognitieve model leek bovendien goed aan te sluiten bij de onderwerpen waarmee ik me in mijn onderzoek over sociale cognitie had beziggehouden, vooral in zijn nadruk op schematische verwerking, een proces waarnaar in het veld van cognitie en sociale cognitie al veel onderzoek was gedaan. Kortom, ik had het gevoel dat ik het antwoord had gevonden. Pas later kwam het besef dat dit antwoord toch weer nieuwe vragen bij me zou oproepen.

In die periode twijfelde ik nog of ik als onderzoeker aan de universiteit zou blijven werken of toch voor de praktijk zou kiezen. En toen kwam die trieste middag, ik zat in mijn kantoor in Vancouver, aan de University of British Columbia, toen ik een telefoontje kreeg van Sara Sparrow van het Yale Child Study Center, een oude vriendin uit mijn studietijd aan Yale. Ze vertelde me dat onze gemeenschappelijke vriend en collega Dave suïcide had gepleegd. Dave was een assistent-onderzoeker aan Yale met wie ik goed bevriend was geweest en als collega-onderzoeker nauw had samengewerkt. Ik voelde me verpletterd, overweldigd, in de war en zelfs boos, en begon in de dagen na dat slechte nieuws te beseffen dat ik graag wilde werken met mensen die in gevecht zijn met de duistere demonen van depressie. Ik wilde ervoor gaan zorgen dat er een uitweg zou komen voor mensen zoals mijn dierbare vriend. Voor mij is het veelzeggend dat het uitgerekend een tragedie was waardoor ik een richting insloeg die mijn werk meer betekenis gaf. Ik besloot een intensieve scholing te volgen bij het Center for Cognitive Therapy van Beck, aan de University of Pennsylvania.

De aanvankelijke benadering van cognitieve therapie

Tijdens mijn eerste jaren als cognitief therapeut moet ik zijn overgekomen als een therapeut die vooral gek was op technieken en mijn patiënten liet oefenen met de ene na de andere techniek. Veel patiënten boekten vooruitgang, maar ik merkte ook dat ik bij sommige mensen tegen een muur opliep. In plaats van stug vol te houden en nog meer technieken aan te bieden, besloot ik even af te wachten en naar die mensen te luisteren, om van henzelf te horen hoe het kwam dat ze niet zo positief reageerden. Ik luisterde ook naar wat de critici over cognitieve therapie te zeggen hadden. De kritiek hield in dat we niets deden met weerstand, overdracht, tegenoverdracht, vroegkinderlijke ervaringen, het onbewuste en emotie. Zoals een trouw volgeling van een 'goede zaak' of een 'beweging' betaamt, was ik in eerste instantie defensief en wees ik al die kritiek af. Maar ergens in mijn achterhoofd sluimerde toch ook de gedachte: misschien hebben ze wel een punt.

In plaats van de kritiek op cognitieve gedragstherapie (CGT) achteloos weg te wuiven, beschouwde ik deze vraagstukken juist als een uitgelezen kans om de reikwijdte van cognitieve therapie te vergroten. Ik schreef en redigeerde een aantal boeken over deze thema's, waaronder *Resistance in Cognitive Therapy*, *The Therapeutic Relationship in the Cognitive-Behavioural Therapies*, *Roadblocks in Cognitive-Behavioural Therapy* en *Treatment Resistant Anxiety Disorders*. Aangezien ik emotie als een zeer belangrijk onderwerp voor psychotherapie beschouwde, schreef ik ook twee boeken over dat onderwerp: *Emotion regulation in psychotherapy* (Nederlandse vertaling: *Emotieregulatie, een praktische gids voor professionals*, 9789079729623, 2012) en *Emotional schema therapy*. Wanneer critici van CGT onze benadering proberen af te schilderen als simplistisch formulewerk, geloof ik dat we daar goede antwoorden op hebben. Behalve het erudiete werk over persoonlijkheidsstoornissen en casusconceptualisatie van Aaron Beck, Judy Beck, Art Freeman, Denise Davis, Jeffrey Young, Arnoud Arntz, Jackie Persons, Christine Padesky, en William Kuyken geloof ik dat de CGT-benadering krachtige en complexe modellen biedt om de vele vraagstukken te behandelen die we ooit beschouwden als het exclusieve terrein van de psychodynamische therapie. Het cognitieve model bezit de potentie om onderzoek en theorie vanuit de evolutionaire psychologie, de socialisatietheorie, hechtingstheorie, het model over affectvoorspelling, de theorie over emotieregulatie en nog andere modellen samen te brengen. In zekere zin staan we denk ik aan het begin van de uitbreiding van ons werk tot een verfijnder model van het menselijke functioneren.

Een belangrijk aspect daarin is de rol van emotie. Het onderwerp emotie heeft altijd mijn belangstelling gehad, maar bepaalde observaties en ervaringen hebben wel tot een keerpunt geleid. Vele jaren geleden, toen mijn moeder plotseling was overleden aan een hersenbloeding, sprak ik aan de telefoon met een CGT-collega. Tijdens het praten begon ik te huilen. Hij zei toen: 'Het interessante is dat ik als volwassene nog nooit heb gehuild.' Ik weet best dat hij me met die opmerking ook valideerde en liet merken dat hij om me gaf, maar zijn opmerking wees daarnaast ook op een destijds nog ontbrekend puzzelstukje in de CGT: de ervaring van onontkoombaar verlies, tragedie en de validiteit van pijn en lijden. Dat deed me denken aan iets wat ik had gelezen in het boek *Tragic sense of life*, van Miguel de Unamuno. Unamuno vertelt het verhaal waarin hij de pragmatische en tragische visie op het leven met elkaar vergelijkt. Een oude man zit aan de kant van de weg te huilen en er loopt een jonge man langs die vraagt: 'Waarom huilt u?' De oude man antwoordt op verdrietige toon: 'Ik huil om de dood van mijn zoon.' Dan zegt de jonge man: 'Waarom huilt u dan? Huilen heeft geen zin.' Waarop de oude man antwoordt: 'Ik huil juist omdat huilen geen zin heeft.' Unanumo vervolgt zijn betoog en merkt op dat we moeten leren 'te huilen om de ramp, in plaats van hem alleen te genezen.' Tragedie is gedeeld leed; het is de validiteit van verlies dat pijn doet; en het is onderdeel van de noodzakelijke pijn van een leven dat ten volle wordt ervaren.

In plaats van te denken dat het ons doel is 'ons altijd goed te voelen', moeten we leren dat het om zingeving in ons leven te vinden nodig is om *alles te kunnen voelen*. Zonder het volledige spectrum aan emoties te voelen is het onmogelijk om een niet-oppervlakkig, zinvol leven met gehechtheidsrelaties en verliezen te hebben. Ieder van ons ontkomt er niet aan om boosheid, angst, verdriet, jaloezie, afgunst, hulpeloosheid en hopeloosheid te voelen. Maar of we die ervaringen effectief benutten of proberen te ontsnappen aan de emoties die met dat deel van het leven gepaard gaan, wordt bepaald door de manier waarop we reageren op die emoties.

Recente vorderingen binnen de CGT

De afgelopen jaren zijn er in de CGT in behandelmethoden vorderingen geboekt voor manieren van omgaan met moeilijke emoties. De toonaangevende cognitief-gedragstherapeutische modellen besteden tegenwoordig veel aandacht aan de complexiteit van alle niveaus van emotie en emotieverwerking, en bieden een transdiagnostische benadering die meer op processen is gebaseerd dan op de DSM-categorieën (Hayes en Hofmann 2018; Hoffmann 2015). De acceptance and commitment therapy (ACT) bijvoorbeeld, benadrukt behalve het belang van mindfulness ook de relatie die mensen hebben met hun emoties en gedachten, in plaats van de inhoud van de gedachten waaruit emoties ontstaan (Hayes et al. 2011). Verder heeft het ACT-model ook aandacht voor de rol van waarden bij het verhelderen van de doelstellingen die ons frustratie en ongemak helpen te verdragen, terwijl we streven naar zingeving in ons leven. Het emotieschemamodel ontleent inspiratie uit enkele ideeën uit ACT, maar het model dat ik naar voren breng, beschrijft eerder de theorie van de individuele cliënt over emotie en emotieregulatie (Leahy 2015, 2018). Het emotieschemamodel is een cognitief model over hoe mensen denken over en reageren op hun emoties, maar maakt gebruik van strategieën die goed aansluiten bij ACT. Een ander model dat relevant is voor therapie volgens het emotieschemamodel is het model van de dialectische gedragstherapie (DGT) waarin de nadruk ligt op vaardigheden op het gebied van het reguleren van emoties en gedrag en cliënten worden geholpen hun eigen 'mythes' over emoties te gaan herkennen (Linehan 1993). Therapie volgens het emotieschemamodel erkent veel van de ideeën en technieken uit DGT en maakt daar ook gebruik van, maar het DGT-model gaat op zichzelf niet over de manier waarop mensen denken over emoties of emoties evalueren, verklaren of waarderen. Het model dat we het meest direct kunnen koppelen aan dat van therapie volgens het emotieschemamodel is het door Wells naar voren gebrachte metacognitieve model, met zijn nadruk op het 'cognitive attentional syndrome' (CAS). Daarbij fixeren mensen zich op hun gedachten, proberen ze ongewenste gedachten onder controle te houden of te onderdrukken en houden zij op die manier een cyclus van piekeren of rumineren in stand (Wells 2000). Er zijn structurele overeenkomsten te herkennen tussen het emotieschemamodel en het metacognitieve model. In het in dit boek beschreven model ligt de nadruk op emoties in plaats van gedachten, en op de manier waarop emoties samenhangen met waarden, gedrag en het interpersoonlijke functioneren. In die zin houdt therapie volgens het emotieschemamodel zich bezig met een uitvoerige 'naïeve theorie' die cliënten erop nahouden over het beoordelen van emoties, schaamte en schuldgevoel, de rol van expressie en validering en het normaliseren van emotionele ervaringen (Leahy 2015). Dan is er natuurlijk nog het waardevolle werk van Paul Gilbert over compassion-focused therapy (CFT), dat de CGT ertoe heeft aangezet de troostende en helende effecten te onderkennen van het activeren van gehechtheidsemoties die vaak onderdeel zijn van compassie: bekommernis, koestering, acceptatie en veiligheid creëren (Gilbert 2009). Het lijdt geen twijfel dat het CFT-model van grote waarde is voor het behandelen van negatieve overtuigingen en strategieën voor omgaan met emoties. En ten slotte noem ik nog de emotion-focused therapy van Greenberg, die ons beter heeft laten begrijpen dat emoties informatie over onze behoeften, intenties en gedachten kunnen 'bevatten', en dat de betekenis van therapie kan worden verdiept dankzij het uitwerken van primaire en secundaire emoties (Greenberg 2002).

Hoeveel waardering ik ook heb voor het belangrijke werk van de positieve psychologie, het betekent niet dat pijnlijke gevoelens geen rol spelen. En juist dat inzicht zette mij aan een model te ontwikkelen over 'emotieschema's': een model over hoe we denken over onze emoties, ze evalueren en ermee omgaan. Vanuit dat perspectief bezien zijn emoties een 'gegeven' waarop we reageren. Stel bijvoorbeeld dat ik verdrietig ben, het 'gegeven', wat denk ik dan over dat verdrietig zijn? Denk ik dat het logisch is, geloof ik dat het nooit meer over zal gaan, denk ik dat ik geen controle heb over mijn stemmingen, schaam ik me voor mijn verdriet en denk ik dat niemand me zou kunnen begrijpen? Welke emotieregulatiestrategieën gebruik ik? Probeer ik situaties te vermijden die me aan het verdriet doen denken? Gebruik ik drugs of geef ik me over aan eetbuien om dat gevoel dat ik niet kan verdragen te onderdrukken? Of accepteer ik het verdriet als iets waar ik nu doorheen ga, als iets dat voorbij gaat en waarvan ik kan leren?

In mijn boek *Emotional Schema Therapy* (Leahy 2015) besprak ik de geschiedenis van de manier waarop in de westerse geschiedenis en cultuur is aangekeken tegen emoties. In die geschiedenis was er afwisselend een voorkeur voor de ratio – in de filosofie van Socrates, de Stoa en de Britse analytische filosofie – en, in tegenstelling daarmee, voor het belang van emoties, in de tragedie, het existentialisme en de romantische traditie. Ik besprak ook de veranderingen in de socialisatie van emoties in de westerse samenleving gedurende de afgelopen eeuwen, met steeds meer nadruk op internalisatie, zelfbeheersing en pogingen om 'ongewenste' emoties zoals jaloezie in te dammen. Ik ben van mening dat emoties niet alleen biologisch gedetermineerd zijn, maar ook sociaal geconstrueerd. Mensen uit verschillende culturen hebben verschillende verwachtingen over het uiten van emotie, en, vooral, over aanraking. Het emotieschemamodel plaatst emotie in het middelpunt van het denken en de ervaring en probeert een licht te werpen op de vraag hoe die sociale constructies en strategieën van regulatie en expressie zich manifesteren.

Cognitie en emotie zijn met elkaar vervlochten en kunnen elkaar wederzijds beïnvloeden. Het zijn tenslotte vaak mijn emoties die me duidelijk maken wat belangrijk voor me is – en wat me motiveert. Het woord emotie is niet voor niets ontleend aan het Latijnse woord voor 'bewegen uit'. Emoties *zetten ons in beweging*. Maar onze interpretatie van gebeurtenissen, onze beoordelingen van onze emoties en onze strategieën om met emoties om te gaan zijn daarnaast ook onderdeel van een groter, vollediger plaatje. Het emotieschemamodel onderzoekt dat grotere plaatje. Waar Descartes stelde: 'Ik denk, dus ik ben', zou ik een alternatief willen voorstellen, namelijk: 'Ik voel, dus ik ben.'

Emoties hebben meerdere facetten

Verscheidenheid van emoties en niveaus van emotie – 10

© Bohn Stafleu van Loghum is een imprint van Springer Media B.V., onderdeel van Springer Nature 2020
R. L. Leahy, *Therapie volgens het emotieschemamodel*, https://doi.org/10.1007/978-90-368-2430-9_2

Emoties (zoals verdriet, angst, jaloezie) bestaan uit cognitieve beoordelingen, intentie (doelgericht), fysiologische arousal, gedragstendenties en interpersoonlijke strategieën. Neem bijvoorbeeld de emotie 'afgunst': daarbij denk ik misschien dat iemand anders in de strijd om status een voorsprong op mij neemt; ik voel me in een competitie met de ander en ik interpreteer het succes van de ander als een falen van mezelf; misschien wens ik de ander wel nare dingen toe of probeer ik hem zelfs onderuit te halen bij mijn collega's. Als ik denk aan het succes van de ander gaat mijn hart tekeer en voel ik dat mijn lichaam gespannen raakt; misschien vermijd ik contact met hem en misschien klaag ik er bij mijn collega's over dat hij het succes niet verdient. Daarnaast bevat mijn emotie van afgunst ook verdriet, angst, woede, vernedering en gevoelens van hopeloosheid. Uit het voorgaande blijkt dat afgunst een verscheidenheid van andere emoties omvat: mijn cognitieve beoordeling dat 'het succes van de ander mijn mislukking betekent', mijn frustratie over het bereiken van mijn doel, succes en een hogere status, fysiologische arousal in de vorm van mijn hoge hartslag en opeengeklemde kaken, mijn gedragstendentie om de ander te vermijden, en mijn geklaag en 'zure-druiventoertje' bij mijn collega's.

In therapie volgens het emotieschemamodel komen alle componenten van de emotionele ervaring en reactie aan de orde: het begrijpen van elk van die facetten is een essentieel onderdeel van het model, aangezien elk van die onderdelen vervolgens een interventiedoel kan worden. Stel dat we zouden beginnen met het evalueren van de validiteit van de beoordelingen van situaties die tot emoties leiden, dan zou dat in dit geval betekenen dat ik mijn beoordeling van de situatie kan wijzigen. In plaats van te concluderen dat het succes van de ander mijn mislukking betekent, kan ik gaan 'omdenken' dat er genoeg succes beschikbaar is voor iedereen. Bovendien zou ik alternatieven kunnen bedenken voor de intentie of het object van de emotie, door doelen te veranderen en naar waarden te kijken. In dit geval zou ik mijn doel kunnen veranderen in 'mijn werk goed doen', 'iemand helpen', of 'het beste uit mezelf halen', in plaats van mezelf te evalueren aan de hand van funest uitpakkende vergelijkingen. Of ik zou mijn doel grondig kunnen aanpassen en een mooi boek kunnen gaan lezen. Ik zou mijn fysiologische arousal kunnen veranderen door ontspanningsoefeningen te doen of mindfulness of positieve imaginatie te beoefenen, zodat mijn hartslag daalt en de spanning in mijn lichaam afneemt. Ik kan mijn gedrag in reactie op de emotie – mijn collega ontlopen – veranderen door te oefenen met 'tegengesteld handelen', dus door hem te feliciteren met het succes of zijn presentatie bij te wonen. Ten slotte zou ik mijn interpersoonlijke reactie nog kunnen veranderen en ophouden met mijn gal te spuien bij anderen en te klagen over het succes van de ander; in plaats van de ander omlaag te halen met kleinzielige kritiek kan ik juist de loftrompet over hem afsteken. Therapie volgens het emotieschemamodel beperkt zich dus niet tot één doel, maar onderkent de legitimiteit en het belang van een breed repertoire aan mogelijke interventies.

Verscheidenheid van emoties en niveaus van emotie

Behalve dat het emotieschemamodel aandacht schenkt aan het multidimensionale karakter van emoties, onderkent het model ook dat de emotionele ervaring uit een *verscheidenheid van emoties* bestaat. In plaats van je emoties als eenwaardig en enkelvoudig te beschouwen (bijvoorbeeld: ik voel me afgunstig), zijn emoties volgens het emotieschemamodel verbonden met netwerken van andere emoties. Afgunst bijvoorbeeld is een sociale emotie die ook verdriet, woede, angst, schaamte, wrok en nieuwsgierigheid kan omvatten. De verscheidenheid aan emoties uitbreiden en differentiëren vormt een belangrijk element van therapie volgens het emotieschemamodel. Soms komt het voor dat een emotie een andere emotie 'afdekt': boosheid kan dan bijvoorbeeld meer op de voorgrond treden dan een onderliggende emotie zoals angst of gevoelens van hulpeloosheid (Greenberg 2002).

In therapie volgens het emotieschemamodel 'presenteert' de cliënt zich misschien met een emotie die voor hem 'vertrouwder' is, of gemakkelijker is om te erkennen. Voor sommige mensen is 'boosheid' bijvoorbeeld een meer 'acceptabele' emotie, aangezien ze door boos te zijn minder toegeven dat ze kwetsbaar zijn, en kan die emotie zijn ingebed in een verhaal van moreel in je recht staan en sterker zijn. Maar emoties zijn 'gelaagd', en achter de geuite boosheid kunnen angst en verdriet schuilgaan en gevoelens van verslagenheid of vernedering. Een voorbeeld is de teamleider van een marketingafdeling die behoorlijk kwaad wordt als iemand het niet met hem eens is en naar de ander uithaalt met vijandige en kleinerende opmerkingen. De therapeut van deze man vroeg door over welke emoties er nog meer zouden kunnen spelen en vroeg hem: 'Stel dat je niet boos was geworden, maar een andere emotie had gevoeld, wat voor emotie zou dat dan zijn geweest?' Deze man antwoordde dat hij zich angstig en eigenlijk ook hulpeloos voelde. Hij erkende dat hij bang was dat het team voor een verkeerd actieplan zou kiezen, dat dit verkeerd zou aflopen, en dat zijn baas hem dan zou vernederen en vervolgens ontslaan.

Wanneer we sociale emoties zoals afgunst, jaloezie, schuldgevoel, schaamte en wrok grondiger onderzoeken, merken we vaak dat hierbij allerlei andere emoties kunnen worden opgeroepen die we op hun beurt weer kunnen onderzoeken. Bij jaloezie bijvoorbeeld ('Mijn partner flirt met iemand anders') kan de aanvankelijke emotie woede zijn, maar kunnen achter die gevoelens angst, hulpeloosheid, vernedering en verslagenheid schuilgaan. Activeren van de boosheid kan dan een manier zijn om te compenseren voor de gevreesde gevoelens van vernedering, verlating, eenzaamheid en verraad die anders losgewoeld zouden kunnen worden.

Evolutionaire aanpassing en emotie

Universele angsten – 14

Het emotieschemamodel onderkent het belang van zowel de evolutionaire en biologische modellen van emotie als de sociale constructie van emotie. Met de publicatie van *The Expression of the Emotions in Man and Animals* van Darwin (1872/1965) werd de eerste belangrijke stap gezet in het onderzoek naar universele patronen in emotie-expressie – en vooral gelaatsexpressie – en de klaarblijkelijk universele herkenning van de getoonde emoties.

Emoties en psychopathologie hangen samen met de evolutionaire aanpassing (zo kan iedere angststoornis bijvoorbeeld in verband worden gebracht met een aanpassing aan een in evolutionair opzicht relevante omgeving). Onderkennen van de evolutionaire oorsprong van de huidige emotionele intensiteit kan bijdragen aan het ontpathologiseren van die emotionele ervaring. Het kan mensen helpen om begrip te krijgen voor hun emotie en het sterke, primitieve en overweldigende karakter van hun emotionele reactie. Stel bijvoorbeeld dat we wel beseffen dat bijna alle emotionele ervaringen 'vluchtig' zijn, oftewel kortdurend, dan nog kunnen we door de intensiteit die we op het moment zelf ervaren onmiddellijk actie willen ondernemen om te kunnen ontsnappen, vermijden, aanvallen of ineenstorten. In een omgeving die bestaat uit roofdieren en potentieel gevaarlijke mensen, met daarbovenop nog de constante dreiging te verhongeren of te sterven – een evolutionair relevante omgeving – zou het wel degelijk zinnig zijn om doorlopend in de crisismodus te blijven. Daarom ervaren mensen hun angst als een indringende waarschuwing dat er, tenzij ze actie ondernemen, iets gevaarlijks dreigt te gebeuren. In die omgeving was een vals-positief alarm minder problematisch dan een vals-negatief uitblijven daarvan; het zou immers een fatale vergissing zijn om de tijger over het hoofd te zien. Inzicht in die evolutionaire grondslag van emotie helpt ons om de vaak automatische, overweldigende en acute kwaliteit van een ervaring te begrijpen die bij nader inzicht vaak niet door de feiten wordt gerechtvaardigd.

Universele angsten

Ter illustratie van de evolutionaire grondslag van emoties kijken we bijvoorbeeld naar de wereldwijde verdeling van fobieën. De vrees voor water, allerlei dieren, insecten, slangen en hoogtes komt overal ter wereld voor. Kinderen in alle culturen zijn bang om alleen te worden gelaten, door hun ouders te worden verlaten of zijn bang voor het donker. Ook het vermogen om te herkennen welke emoties uit een gelaatsuitdrukking spreken, lijkt een universele component te hebben – mensen kunnen uitdrukkingen van angst of verrassing herkennen op het gezicht van mensen uit andere culturen. De observatie van Darwin dat dieren en mensen mogelijk vergelijkbare ervaringen en uitingen van emotie met elkaar gemeen hebben, illustreert de biologische en evolutionaire component ervan.

Bovendien staan emoties in dienst van de noodzaak tot overleven. Hoogtevrees beschermt tegen vallen; angst voor water beschermt tegen verdrinken en de angst om te verhongeren kan tot eetbuien leiden – gedrag dat in een omgeving waar voedsel schaars is adaptief kan zijn. De paniek bij straatvrees is adaptief in die zin dat in de primitieve leefomgeving van onze voorouders in een open vlakte lopen het risico met zich meebracht door roofdieren te worden opgemerkt en aangevallen. Jaloezie, een universele emotionele ervaring van grote intensiteit, komt in alle culturen voor, bij dieren en zelfs bij heel jonge kinderen. Twee soorten jaloezie zijn met evolutionaire modellen in verband gebracht: de theorie over ouderlijke investering en de strijd om beperkte middelen (Trivers 1972, 1974). Volgens de ouderlijke investeringstheorie zijn mensen meer geneigd tot beschermen en verzorgen van nakomelingen die genetisch meer op hen lijken. Aangezien de vrouw altijd weet dat het kind van haar is, zou je op grond van die theorie verwachten dat mannen jaloerser worden door seksuele ontrouw dan door emotionele verbondenheid. Onderzoek bevestigt dit idee inderdaad (Buss et al. 1992). Rivaliteit tussen broers en zussen of tussen leeftijdgenoten hangt samen met het evolutionaire model over de strijd om beperkte middelen. Voor de meeste emoties is kortom wel een evolutionaire onderbouwing te vinden, en dat geldt dus zelfs voor gecompliceerde sociale emoties als jaloezie of wraakzucht.

Het emotieschemamodel onderkent het belang van evolutionaire predisposities, maar reduceert emoties niet tot instincten of voorbereid gedrag. In plaats daarvan beschouwt het emoties als een interactie tussen die biologische predisposities, socialisatie-ervaringen en de sociale constructie van emoties. *Aanleg* en *omgeving* werken op elkaar in.

Sociale constructie van emotie

Historische en culturele verschillen – 18

Emoties en beoordelingen – 19

© Bohn Stafleu van Loghum is een imprint van Springer Media B.V., onderdeel van Springer Nature 2020
R. L. Leahy, *Therapie volgens het emotieschemamodel*, https://doi.org/10.1007/978-90-368-2430-9_4

Historische en culturele verschillen

Hoewel het emotieschemamodel de biologische beperkingen en de biologische grondslag van emotie dus onderkent, legt het ook veel nadruk op de *cognitieve beoordeling* van emotie, dat wil zeggen: de *sociale constructie van emotie*. Een emotionele ervaring kan dus niet worden gereduceerd tot de biologische achtergronden van de evolutietheorie of alleen worden verklaard door daarnaar te verwijzen. Bevestiging voor het idee van de sociale constructie van emotie vinden we in culturele verschillen in emotie-expressie en emotionele taal en in de veranderingen die de afgelopen eeuwen hebben plaatsgevonden in de attituden ten opzichte van het uiten van emoties, huilen bijvoorbeeld (Lutz 1999). Daarnaast zien we ook veranderingen in hoe er aangekeken wordt tegen emoties zoals jaloezie, een emotie die in de achttiende eeuw hogelijk werd gewaardeerd als een teken dat mensen hun eer verdedigden, en een kenmerk van de romantische inborst. Victoriaans Engeland beschouwde jaloezie daarentegen als 'onverenigbaar' met de 'harmonie' van het kerngezin, en in de twintigste eeuw was het een teken van emotionele onvolwassenheid, bezitterigheid en onzekerheid (Stearns 1989). Het inzicht dat emoties sociaal geconstrueerd zijn, heeft de afgelopen twintig jaar zelfs geleid tot de opkomst van een 'emotionologie' of 'geschiedenis van emoties' als een belangrijk nieuw specialisme in het historische onderzoek (Stearns 1994). Binnen de antropologie is het een oude traditie om onderzoek te doen naar culturele verschillen in emotie. In *The Protestant Ethic and the Spirit of Capitalism* opperde Max Weber (1930) bijvoorbeeld dat de calvinistische en protestantse nadruk op daden, uitstel van behoeftebevrediging en het belang van werk en internalisatie de grondslag legde voor het model over emotiebeheersing als basis voor de nadruk op investeren in het kapitalisme. In *The Interpretation of Cultures* (1973) bracht Geertz een symbolische antropologie naar voren, met nadruk op de gemeenschappelijke betekenissen binnen een cultuur van communicatie, onderlinge verhoudingen en levenshouding. De Oostenrijkse maatschappijhistoricus Norbert Elias beschreef in zijn boek *Het Civilisatieproces* (1939/1969)[1] dat de ontwikkeling van goede manieren en bezig zijn met het effect van het eigen gedrag op anderen leidde tot meer internalisatie, het beheersen van emoties en aandacht voor de persoonlijke ervaring, alsmede tot een toename van 'schaamte' over het lichaam en seks (Elias 1939/1969).

Voorbeelden van culturele constructies van emoties zijn het werk van Michelle Rosaldo over een op de Filippijnen levend volk, de Ilongot, die jacht maakten op hoofden vanuit hun geloof dat het onthoofden van mensen van andere stammen gevoelens van emotionele malaise kan verlichten (Rosaldo 1980); het werk van Lutz dat aantoont dat emoties in het Japans worden opgevat in termen van onafhankelijkheid (woede) versus afhankelijkheid (liefde) (Lutz 1999); en het werk van Robert Levy waaruit blijkt dat de inheemse bevolking van Tahiti geen woorden kent voor verdriet of rouw (die emoties worden als fysiologische reacties beschouwd) (Levy 1975). Vergelijkbaar geven de resultaten van een grote enquête door Van Hemert, Van de Vijver en Vingerhoets (2011) aan dat er grote culturele verschillen bestaan tussen de 37 door hen onderzochte landen in de frequentie en aanvaardbaarheid van huilen en de sekseverschillen daarin. Dat neemt

---

1 Nederlandse vertaling Het Civilisatieproces, 2011, Boom Uitgevers Amsterdam.

niet weg dat er binnen culturen ook grote individuele verschillen zijn in de manier waarop tegen emoties wordt aangekeken en de manier waarop mensen reageren op hun eigen emoties en die van andere mensen. En juist die verschillen zijn het belangrijkste onderwerp van het EST-model.

Emoties en beoordelingen

Emoties zijn verbonden met waarden en cognitieve beoordelingen (eenzaamheid bijvoorbeeld hangt samen met het verlangen naar gezelschap en verbondenheid; woede heeft te maken met de waarde van respect) en de emotionele ervaring wordt bekeken in termen van het vermogen om een breed spectrum aan ervaringen te kunnen verdragen – ook onplezierige ervaringen. In plaats van bepaalde emoties als 'slecht' te beschouwen (zoals jaloezie, afgunst, woede, angst, verdriet), moedigt het emotieschemamodel mensen aan om iedere emotie te zien als een ervaring die hen bewust maakt van hun behoeften, waarden, frustraties en ambities. Het staat stil bij de waarde voor de evolutionaire aanpassing van een aantal emoties zoals boosheid, angst en verdriet en van complexere emoties zoals jaloezie en afgunst. Het evolutionaire model helpt bij het normaliseren van wat gevaarlijk en moeilijk lijkt, en het moedigt cliënten aan om te begrijpen dat de sterke activatie van emoties en actietendenties wellicht een kenmerk is dat nu eenmaal in de menselijke natuur zit ingebakken. Dat helpt bij het doel om emoties begrijpelijk te maken en minder een onderwerp van zelfverwijt. Welke emoties acceptabel zijn en welke niet wordt dus deels bepaald door culturele en maatschappelijke invloeden. Voorbeelden zijn 'gendering' van emoties (zoals het idee dat vrouwen geacht worden met andere emoties te reageren dan mannen), historische veranderingen in de perceptie en evaluatie van emotie en 'emotionele gemeenschappen' – dat wil zeggen specifieke levensdomeinen waar het is toegestaan om emoties te delen en emotionele uitingen worden getolereerd (Reddy 2011; Rosenswein 2006).

Emoties zijn een onderwerp van cognitie

Beoordeling van en reactie op de eigen emotie – 22

Verklaringen en beschrijvingen van de emotionele ervaring – 23

Michiel de Mensch en Niek de Neuroot – 23

© Bohn Stafleu van Loghum is een imprint van Springer Media B.V., onderdeel van Springer Nature 2020
R. L. Leahy, *Therapie volgens het emotieschemamodel*, https://doi.org/10.1007/978-90-368-2430-9_5

Volgens het traditionele cognitieve model van Beck vloeit emotie deels voort uit, of wordt in stand gehouden door, de beoordeling die de persoon maakt van de situatie of stressor waarmee hij wordt geconfronteerd (Beck et al. 1979). Neem een man die wordt geconfronteerd met een relatiebreuk en hierover de volgende gedachten heeft: dat hij ten eerste nooit een andere partner vindt, ten tweede zonder partner nooit gelukkig kan zijn en, ten derde, dat de breuk te wijten is aan een onveranderlijke tekortkoming van hemzelf waardoor hij nooit meer een nieuwe relatie krijgt. In traditionele cognitieve modellen lag de nadruk op de manier waarop cognitieve schema's de emotionele ervaring kunnen veroorzaken of in stand houden. Die schema's bevatten automatische gedachten (ik word nooit gelukkig), voorwaardelijke overtuigingen (zonder een partner heeft mijn leven geen waarde) en basisovertuigingen of schema's over zelf (ik ben een mislukkeling) en ander (zij zijn oordelend). Hoewel die beoordelingen zeker aanleiding kunnen zijn tot pijnlijke emoties of die emoties in stand kunnen houden, kan daarnaast ook *het ervaren van de emotie* op zichzelf een onderwerp van beoordeling zijn. Die beoordelingen van de eigen emoties en de reacties op die emoties vormen de 'emotieschema's'.

Beoordeling van en reactie op de eigen emotie

Het emotieschemamodel houdt zich bezig met de *beoordeling van en reactie op* de ervaring van emotie. In die zin is het emotieschemamodel een sociaal-cognitief model voor de theorie over emotie. Het idee van het model is dat mensen impliciete theorieën aanhangen over hun eigen emoties en die van anderen, met daarin overtuigingen over causaliteit, evaluatie, legitimiteit, langdurigheid, de noodzaak van controle, regels en strategieën voor het uiten of tonen van emotie en overtuigingen over strategieën voor het omgaan met emotie. Wanneer emoties eenmaal zijn ontstaan, interpreteren we ze door ze langs de meetlat te leggen van verschillende dimensies en activeren we strategieën voor het reageren op de emoties: 'emotieschema's'. Stel dat ik ontdek dat ik ongelukkig ben, wat denk ik dan over mijn ongelukkig zijn, hoe reageer ik erop en wat is mijn theorie over het reguleren van mijn emoties? Emotieschema's weerspiegelen de idiosyncratische *emotietheorie* van de persoon, en die theorie bestaat uit beoordelingen van emotie, verklaringen ervoor, overtuigingen over de legitimiteit van gevoelens en theorieën over de noodzaak van emotieregulatie en over de beste manier om de eigen emoties te veranderen. Net als het door Wells voorgestelde metacognitieve model houdt ook het emotieschemamodel zich bezig met het bewustzijn en de beoordeling van een persoon en met strategieën voor het omgaan met de interne ervaring van emotie. Maar waar het model van Wells zich vooral bezighoudt met beoordelingen van en strategieën voor het omgaan met gedachten, ligt in het emotieschemamodel de nadruk dus op emoties. Zoals later nog zal blijken, heeft het emotieschemamodel veel te danken aan de bijdragen van Wells en zijn collega's, en baseert het zich op technieken die onderdeel zijn van het metacognitieve model (Wells 2008). Ook de neurowetenschap onderkent de cognitieve inhoud van emoties, zoals blijkt uit het gebruik van de term 'emotieschema' door LeDoux en collega's. Deze auteurs bedoelen met een emotieschema 'een verzameling van informatie over een bepaalde emotie', zoals semantische herinneringen aan bedreigingen, gedragsmatige reacties en lichamelijke sensaties (2017, en Brown 2017). In mijn model is een emotieschema een geheel van conceptualisaties, interpretaties en evaluaties van een emotie, en het door LeDoux voorgestelde idee over het bestaan van twee circuits van verwerking van dreiging en de ervaring van angst (LeDoux 2017) kan daar volgens mij prima in worden meegenomen.

Het emotieschemamodel stelt dat er als gevolg van de met emoties samenhangende cognitieve schema's vertekeningen optreden in de herkenning en differentiatie van emoties en de herinnering aan emoties. Mensen verschillen bijvoorbeeld in hun vermogen om een emotie die bij hen opkomt te herkennen, hun emoties in verband te brengen met andere emoties en zich de emoties te herinneren die gepaard gingen met eerdere gebeurtenissen of ervaringen. 'Alexithymie' vormt vaak de opstap naar het proces dat aan emotieschema's ten grondslag ligt, aangezien een gebrekkig vermogen om emoties te herkennen, benoemen en met de ervaring in verband te brengen per definitie een negatieve invloed heeft op het vermogen om de ervaring te her-evalueren en alternatieve strategieën voor het omgaan met emoties te overwegen. Verder verschillen mensen ook in het belang dat ze toekennen aan emotionele ervaringen, de legitimiteit en het belang van verschillende emoties. Boosheid kan voor sommige mensen een verboden emotie zijn, en juist daarom *belangwekkend* worden, terwijl anderen hun boosheid onbeduidend vinden en slechts tijdelijk van belang.

Verklaringen en beschrijvingen van de emotionele ervaring

Een andere dimensie van emotieschema's heeft betrekking op de verklarende concepten en modellen die worden gebruikt bij het beschrijven van de oorzaken van emoties. Daarbij kan het gaan om verschillen in externe of interne focus, bijvoorbeeld het verschil tussen denken: ik ben boos omdat ze me gekleineerd heeft, en denken: ik ben boos omdat ik dingen persoonlijk opvat. Hiermee verwant zijn verklaringen die onderliggende oorzaken van emoties aanwijzen (ik ben zo onzeker omdat mijn vader me als kind altijd negeerde) tegenover verklaringen met proximale oorzaken (ze liep zomaar weg en zei niet eens gedag). Andere verklarende concepten kunnen gaan over karaktereigenschappen (ik ben iemand die altijd boos is), over biologisch determinisme (ik heb nu eenmaal die genen geërfd) of over vaardigheden (ik moet waarschijnlijk met mijn boosheid leren omgaan). Therapie volgens het emotieschemamodel helpt cliënten om hun theorieën over de oorzaken van emoties te herkennen, die vaak een rol spelen in hun theorieën over hoe verandering tot stand kan worden gebracht.

Michiel de Mensch en Niek de Neuroot

Stel je voor, na een tamelijk stormachtige relatie van drie maanden heeft Michiel de Mensch zojuist te horen gekregen dat zijn vriendin Miranda het uit wil maken. Ze stuurt hem een berichtje waarin ze laat weten dat het uit is en dat hij nooit meer contact met haar mag opnemen, en voegt er nog een emoji van een vaarwel zwaaiende hand aan toe. Michiel kan goed met moeilijke gevoelens omgaan en frustratie en teleurstellingen verdragen. Daardoor accepteert hij dat hij een volledig repertoire aan emoties voelt – verdriet, angst, verwarring, woede en iets van opluchting. Michiel huldigt niet het simplistische standpunt dat hij slechts één emotie hoort te hebben. Hij gelooft dat anderen in zijn situatie veel van dezelfde emoties ook zouden ervaren en dat die gevoelens, hoe onplezierig en heftig ze op dit moment ook zijn, na verloop van tijd overgaan. Hij is in staat om zijn emoties te uiten bij zijn vriend Henri en terwijl Henri zijn verhaal geduldig aanhoort, voelt hij zich bevestigd. Het lukt Michiel om zich door deze situatie heen te slaan omdat hij niet bang is voor die emoties, niet naar drank of drugs grijpt om zichzelf te verdoven en nieuwe ervaringen niet uit de weg gaat. Michiel is zo iemand die zelden hulp zal zoeken bij een therapeut.

Niek de Neuroot maakt een vergelijkbare relatiebreuk mee met een vergelijkbare, enigszins onverschillige toekomstige ex-vriendin, maar reageert heel anders. Hij denkt dat hij geacht wordt slechts één emotie te voelen, en is dan ook in de war door al die uiteenlopende gevoelens die hij ervaart. Hij rumineert erover hoe het komt dat hij zoveel verschillende gevoelens heeft en gelooft dat hij de dingen uiteindelijk wel op een rijtje zal krijgen door in zijn hoofd bezig te blijven met wat er in de relatie is gebeurd en hoe het komt dat hij zoveel verschillende gevoelens heeft. Hij denkt dat hij op die manier ook van de negatieve gevoelens kan afkomen. Al ruminerend gaat hij zich steeds slechter voelen, wat zijn negatieve overtuigingen over zijn emotionele ervaring alleen nog maar versterkt en waardoor voor hem het idee wordt bevestigd dat het noodzakelijk is om meer controle te krijgen over die pijnlijke emotionele ervaringen. Hoe meer hij de emotionele ervaringen onder controle probeert te krijgen, des te sterker krijgt hij het gevoel er geen controle over te hebben.

Niek schaamt zich over zijn verdriet, omdat hij gelooft dat mannen niet horen te huilen en denkt dat andere mensen daar veel beter mee om zouden gaan dan hij. Dit leidt er weer toe dat hij zich zorgen maakt over de toekomst, zwaar begint te drinken en zichzelf isoleert. Zijn depressie verergert en dat is vooral te wijten aan de manier waarop hij zijn – op zichzelf vrij normale – ervaring van verdriet, angst en boosheid na een relatiebreuk beoordeelt en erop reageert. ▪Figuur 5.1 geeft een schematische weergave van de reacties van beide mannen: Michiel normaliseert zijn gevoelens en gebruikt ze terwijl hij er validatie voor zoekt, en Niek interpreteert zijn emoties negatief, met als gevolg rumineren, vermijding en excessief drinken.

Emotieschema's omvatten het opmerken van een emotie (bewustzijn), emoties benoemen en differentiëren, emoties koppelen aan gebeurtenissen, herinneringen aan emoties, voorspellingen over emoties, emoties normaliseren of juist pathologiseren, schaamte en schuldgevoel over emoties, de langdurigheid van een emotie inschatten en een emotie begrijpen.

Emoties zijn verbonden met persoonlijke doelen en waarden, en in therapie volgens het emotieschemamodel is het optreden van pijnlijke emoties een onvermijdelijk gevolg van een betekenisvol leven. Emotieschema's omvatten ook strategieën voor het omgaan met de vraag of een emotie moet worden gereguleerd, geïntensiveerd of helemaal moet verdwijnen, de vraag of je een emotie kunt uiten en er bevestiging voor kunt krijgen, iemands geloof in de noodzaak om een emotie te onderdrukken of er zelfs helemaal

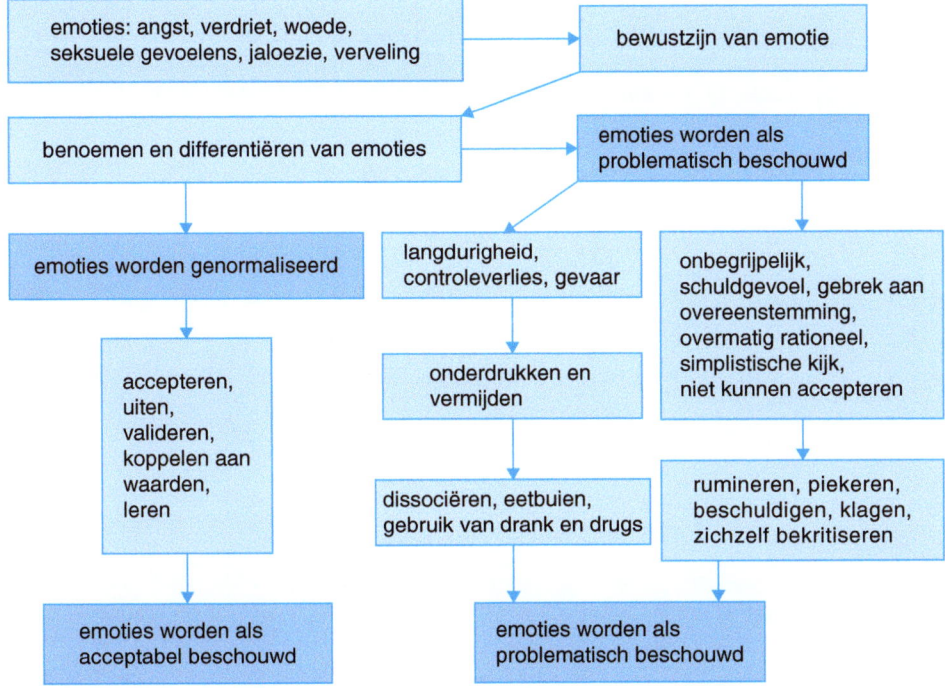

■ Figuur 5.1   Een relatiebreuk volgens het emotieschemamodel

vanaf te komen en pogingen om met de emotie 'om te gaan' door op allerlei strategieën terug te grijpen. Die strategieën kunnen maladaptief zijn en dan bijvoorbeeld bestaan uit rumineren en piekeren, vermijding, ontsnappen, middelenmisbruik, eetbuien, purgeren en beschuldigen. Of ze kunnen adaptief zijn, en dan bijvoorbeeld bestaan uit cognitieve herstructurering van de situatie, acceptatie van de emotie en de situatie, probleemoplossing, gedragsactivatie, zelfcompassie en andere meer behulpzame strategieën. Welke copingstrategieën mensen gebruiken hangt af van hun overtuigingen over emotie. Stel dat een vrouw negatief denkt over angst en gelooft dat die nooit meer overgaat, dat ze die niet onder controle kan houden en dat ze er gek van zal worden, dan is de kans groot dat ze problematische copingstrategieën gebruikt, zoals vermijding, middelenmisbruik, eetbuien en purgeren of dat ze nog andere niet-helpende reacties vertoont. Maar als diezelfde vrouw gelooft dat haar emoties niet gevaarlijk zijn en vanzelf wel minder heftig worden, is de kans dat ze problematische emotieregulatiestrategieën gebruikt een stuk kleiner. Iemands theorie over emotie brengt dus modellen over verandering met zich mee die, als ze eenmaal zijn opgewekt, de 'ongewenste' emotie kunnen versterken of doen afnemen. De overtuiging dat mijn huidige emotie wordt bepaald door de manier waarop mijn moeder tegen me praatte toen ik vijf jaar oud was, maakt het me moeilijker om in te zien hoe het veranderen van mijn inschatting van de huidige situatie enig verschil zou kunnen maken.

Overtuigingen over emoties weerspiegelen cognitieve vertekeningen

Problematische regels voor de emotionele ervaring – 28

Net zoals er cognitieve vertekeningen kunnen zijn in ons denken over onszelf, over anderen en over gebeurtenissen in de wereld, kunnen we dergelijke vertekeningen ook hebben als het gaat over onze emoties en de emoties die andere mensen ervaren. Als onderdeel van de sociale constructie van emoties stelt het emotieschemamodel dan ook dat mensen er angstige, boze of depressieve constructies over emoties op na kunnen houden. We worden bang voor onze angst, boos over het feit dat we boos zijn en depressief over onze depressiviteit. We voelen ons rot over dat we ons rot voelen. Die emoties over emoties zijn vaak een gevolg van specifieke vertekeningen in het denken over emotie.

Iemand die angstig is kan er met betrekking tot die angst een compleet repertoire aan automatische 'denkfouten' op na houden:

Waarzeggen: deze angst zal altijd blijven bestaan.
Catastroferen: het is verschrikkelijk dat ik me angstig voel.
Gedachten lezen: iedereen kan zien dat ik bang ben.
Etiketteren: ik ben een angstig persoon.
Selectief filteren: ik zie alleen mijn angstige sensaties.
Moet-denken: ik moet me niet zo angstig voelen.
Beschuldigen: het is haar schuld dat ik angstig ben.

Wat is het gevolg van die cognitieve vertekeningen over angst? In veel gevallen is het resultaat dat de angst verergert. Mensen die voorspellen dat hun angst altijd blijft bestaan, worden daardoor nog angstiger voor toekomstige angst, gaan zich zorgen maken en proberen situaties waarin ze zich misschien angstig voelen te vermijden. Mensen die angst catastroferen, krijgen bange gedachten over hoe rampzalig de situatie zal uitpakken en zien al voor zich hoe de angst ze belemmert in hun functioneren of er zelfs ziek van worden, met als gevolg nog meer angst. Mensen die zichzelf het etiket 'angstig persoon' opplakken, gaan zich daardoor nog hulpelozer voelen, en nog hopelozer over de vraag of de angst ooit minder zal worden, zodat de angst voor hun huidige angst nog verergert. Mensen die hun aandacht selectief richten op hun angstige sensaties, ten koste van hun adaptieve functioneren, worden sneller angstig over datgene waar ze zo op gefocust zijn en raken op die manier gegijzeld door hun huidige gedachten en gevoelens. En mensen die denken dat ze zich niet angstig zouden moeten voelen, raken gefrustreerd over hun huidige ervaring, eisen dat hun angst per direct verdwijnt en worden kritisch op zichzelf omdat ze emoties hebben waarvan ze vinden dat ze ze niet mogen hebben. En tot slot: mensen die andere mensen de schuld geven van hun emoties voelen zich tegelijkertijd boos en angstig en bij hen is de kans groot dat ze interpersoonlijk gedrag gaan vertonen waardoor ze nog verder in de problemen komen.

Problematische regels voor de emotionele ervaring

In samenhang met automatische vertekeningen in het denken over emoties zijn er ook maladaptieve aannames of regels die mensen er over hun emoties op na houden. Dat kunnen overtuigingen zijn zoals:

'Er zijn goede en slechte emoties.'

'Als mensen weten dat je die gevoelens hebt, zullen ze je minder hoog inschatten.'
'Die emoties zijn een teken van zwakte.'
'Ik moet onmiddellijk van die negatieve emoties zien af te komen.'

Het gevolg van bovenstaande en andere, vergelijkbare regels, is dat mensen moeite hebben 'negatieve gevoelens', van welke aard dan ook, te verdragen of te accepteren en sneller op de negatieve emoties gespitst raken, die emoties catastroferen en proberen ze te onderdrukken of er vanaf te komen. Het gevolg daarvan is dat maladaptieve copingstrategieën worden geactiveerd, zoals piekeren, rumineren, vermijding, zelfkritiek, eetbuien, drinken en zelfbeschadiging. Aangezien het uiteindelijk niet lukt om met behulp van die strategieën van de zo gevreesde gevoelens af te komen, wordt de cliënt angstig over terugkomen van de negatieve emoties. Dat draagt dan weer bij aan de vicieuze cirkel van negatieve beoordeling, hogere arousal, weer gespitst raken op negatieve gevoelens en een gevoel van hulpeloosheid over die emoties.

Veertien dimensies van emotieschema's

Volgens het emotieschemamodel gebruiken mensen veertien dimensies en strategieën bij de evaluatie en interpretatie van en de reactie op emoties. Die dimensies hebben betrekking op evaluaties van emoties rond de volgende onderwerpen: schuldgevoel/schaamte, de mate waarin emoties vergelijkbaar zijn met die van anderen, de begrijpelijkheid van emoties, het acceptabel zijn ervan, het verdragen van gemengde gevoelens, de langdurigheid van emoties, de noodzaak om de emotie onder controle te houden, de vraag of de emotie gevaarlijk is. De dimensies geven strategieën weer voor het omgaan met emoties: onderdrukking, vermijding, beschuldigen en rumineren bijvoorbeeld. We kijken nog eens naar afgunst, een voorbeeldemotie die al eerder werd besproken. Stel dat ik te kampen had met afgunst, dan schaam ik me misschien voor mijn afgunst, omdat ik geloof dat een redelijk denkend persoon nooit afgunstig is op een collega; ik kan denken dat andere mensen zich niet zo zouden voelen als ik en dat ik dus anders ben dan anderen; ik kan denken dat mijn afgunst onzinnig is; ik accepteer mijn afgunst misschien niet; ik zou ook kunnen denken dat ik geen gemengde gevoelens mag hebben over mijn collega, die ik namelijk óók aardig vind; ik kan geloven dat mijn afgunst nooit meer overgaat en mijn hele leven blijvend beïnvloedt; en ik kan denken dat ik de afgunst onder controle moet zien te krijgen of er zelfs helemaal vanaf moet zien te komen, omdat ik anders het gevoel straks niet meer onder controle krijg en ik er misschien wel gek door word. Een manier om met deze tamelijk onplezierige ervaring om te gaan, zou kunnen zijn dat ik anderen er de schuld van geef (het doelwit van mijn afgunst bijvoorbeeld); ik kan proberen mijn gevoelens te onderdrukken door tegen mezelf te zeggen dat ik een aardig iemand ben en 'dat soort gevoelens' niet echt heb; ik ontloop mijn collega en weiger om publicaties van hem te lezen; ik kan over de situatie gaan piekeren en blijven hangen in gedachten over hoe 'oneerlijk' het is dat de ander zoveel succes heeft en over de mogelijke gevolgen van het feit dat ik publiekelijk heb gefaald.

De veertien dimensies van het emotieschemamodel kunnen we ook illustreren aan de hand van het voorbeeld over Michiel de Mensch en Niek de neuroot die we eerder tegenkwamen. Laten we eerst eens naar Niek kijken. Hij denkt niet dat het mogelijk is om zijn emoties te uiten en voelt zich daarom hopeloos over of hij ooit bevestiging krijgt van zijn vriend. Hij denkt dat hij als man sterk hoort te zijn en schaamt zich daarom voor zijn verontrustende emoties en voelt zich er schuldig over. Dat zijn emoties na het verbreken van zijn relatie zo divers zijn – zowel positief als negatief – kan hij niet verdragen, en hij tobt over de vraag: hoe voel ik me nu echt? Hij brengt zijn verdriet niet in verband met zijn waarden op het gebied van verbondenheid en intimiteit, maar denkt eerder dat die waarden botsen met zijn ideaal van stoïcijns zijn en zichzelf in de hand hebben. Als hij zichzelf zou toestaan om deze gevoelens in het hier en nu te ervaren, zullen er, zo vreest hij, alleen maar steeds meer emoties loskomen, dus probeert hij zijn gevoelens wanhopig de baas te blijven of ze zelfs geheel te onderdrukken. Soms voelt hij zich verdoofd, maar dat is voor hem juist vaak een doel om na te streven: helemaal niets voelen. In feite vindt Niek dat hij altijd rationeel zou moeten zijn en dat emoties hem in de weg zitten om effectief te kunnen zijn en zijn leven in de hand te hebben. Hij is bang dat zijn huidige emoties nooit meer overgaan. Hij gelooft niet dat andere mensen zich misschien net als hij kunnen voelen, dus hij voelt zich volkomen alleen, een patiënt, uniek in zijn gestoordheid. Hij rumineert voortdurend over de vraag waarom hij zich zo rot voelt en wat er toch mis is met hem, in de hoop dat dit een antwoord zal opleveren, dat dingen op hun plaats zullen vallen, zodat hij uit die toestand komt waarin hij verkeert. De schuld van zijn toestand legt hij afwisselend bij zijn vriendin en bij zichzelf, en dat maakt de emotionele onrust alleen nog maar erger. Kortom: hij kan zijn huidige ervaring niet accepteren en verlangt er hevig naar om er per direct vanaf te komen.

Emotieschema's kunnen worden gemeten met behulp van de Leahy Emotional Schema Scale II. ▶Kader 7.1 toont de LESS-II, die uit 28 vragen over de 14 emotieschemadimensies bestaat. ▶Kader 7.2 toont de sleutel voor het scoren van de LESS-II. In ▶kader 8.1 vind je nog een schaal die meet hoe mensen denken dat hun levenspartner op hun emoties reageert: de Relationship Emotional Schema Scale.

Kader 7.1 LESS-II

We zijn geïnteresseerd in de manier waarop jij omgaat met je gevoelens of emoties, gevoelens van boosheid, verdriet, angst of seksuele gevoelens bijvoorbeeld. We zijn allemaal verschillend in onze manier van omgaan met die gevoelens, dus er zijn geen goede of foute antwoorden. Lees iedere zin aandachtig en vul bij iedere zin in hoe je met je gevoelens omgaat. Gebruik de onderstaande schaal en ga uit van je manier van omgaan met je gevoelens tijdens de afgelopen maand. Noteer het antwoord op elke uitspraak links naast de uitspraak.

1 = zeker onwaar 2 = eigenlijk onwaar 3 = enigszins onwaar
4 = enigszins waar 5 = eigenlijk wel waar 6 = zeker waar

1. _____ Ik denk vaak dat ik reageer met gevoelens die andere mensen niet zouden hebben.
2. _____ Voor sommige gevoelens geldt dat het verkeerd is om ze te hebben.
3. _____ Er zijn dingen aan mezelf die ik gewoon niet begrijp.
4. _____ Ik geloof dat het belangrijk is om mezelf toe te staan om te huilen, om mijn gevoelens 'naar buiten' te krijgen.
5. _____ Als ik mezelf zou toestaan om bepaalde gevoelens te hebben, ben ik bang dat ik de controle verlies.
6. _____ Anderen begrijpen en accepteren mijn gevoelens.
7. _____ Ik begrijp niets van mijn gevoelens.
8. _____ Als andere mensen zouden veranderen, zou ik me een stuk beter voelen.
9. _____ Soms ben ik bang dat als ik mezelf toesta om een sterk gevoel te ervaren, dat gevoel niet meer weggaat.
10. _____ Ik schaam me voor mijn gevoelens.
11. _____ Ik maak me niet druk om dingen waar andere mensen zich druk om maken.
12. _____ Eigenlijk interesseert het niemand hoe ik me voel.
13. _____ Het is belangrijker voor mij om redelijk en praktisch te zijn dan om sensitief te zijn en open te staan voor mijn gevoelens.
14. _____ Als ik me somber voel, probeer ik aan de belangrijkere dingen van het leven te denken, aan datgene waaraan ik waarde hecht.
15. _____ Ik heb het gevoel dat ik mijn gevoelens openlijk kan uiten.
16. _____ Ik zeg vaak tegen mezelf: wat is er toch mis met mij?

17. _____ Ik maak me zorgen dat ik mijn gevoelens niet onder controle kan houden.
18. _____ Voor bepaalde gevoelens moet je waken.
19. _____ Sterke gevoelens duren altijd maar kort.
20. _____ Ik voel me vaak emotioneel 'verdoofd', alsof ik geen gevoelens heb.
21. _____ Andere mensen zijn er de oorzaak van dat ik onplezierige gevoelens heb.
22. _____ Als ik me somber voel, ga ik in mijn eentje zitten denken aan hoe rot ik me voel.
23. _____ Ik vind het prettig om heel ondubbelzinnig te zijn over mijn gevoel over *iemand anders*.
24. _____ Ik accepteer mijn gevoelens.
25. _____ Ik denk dat ik dezelfde gevoelens heb als andere mensen.
26. _____ Er zijn hogere waarden die ik nastreef.
27. _____ Ik vind het belangrijk om rationeel en logisch te zijn over bijna alles.
28. _____ Ik vind het prettig om heel ondubbelzinnig te zijn over mijn gevoel over *mezelf*.

© Robert L. Leahy, Ph.D., 2000 Alle rechten voorbehouden.

Kader 7.2 Beoordelingsschaal *'De veertien dimensies van het emotionele schema'*
let op: O = omgekeerde score
(d.w.z. 1 = 6; 2 = 5; 3 = 4; 4 = 3; 5 = 2; 6 = 1)

Invalidering = (item 06O + item 12)/2
Item 6. Anderen begrijpen en accepteren mijn gevoelens. (*score omkeren*).
Item 12. Eigenlijk interesseert het niemand hoe ik me voel.

Onbegrijpelijkheid = (item 3 + item 7)/2
Item 3. Er zijn dingen aan mezelf die ik gewoon niet begrijp.
Item 7. Ik begrijp niets van mijn gevoelens.

Schuldgevoel = (item 02 + item 10)/2
Item 2. Voor sommige gevoelens geldt dat het verkeerd is om ze te hebben.
Item 10. Ik schaam me voor mijn gevoelens.

Simplistische kijk op emotie = (item 23 + item 28)/2
Item 23. Ik vind het prettig om heel ondubbelzinnig te zijn over mijn gevoel over *iemand anders*.
Item 28. Ik vind het prettig om heel ondubbelzinnig te zijn over mijn gevoel over *mezelf*.

Gedevalueerd = (item 14O + item 26O)/2
Item 14. Als ik me somber voel, probeer ik aan de belangrijke dingen van het leven te denken, aan datgene waaraan ik waarde hecht. (*score omkeren*)
Item 26. Er zijn hogere waarden die ik nastreef. (*score omkeren*)

Controleverlies = (item 05 + item 17)/2
Item 5. Als ik mezelf zou toestaan om bepaalde gevoelens te hebben, ben ik bang dat ik de controle verlies.
Item 17. Ik maak me zorgen dat ik mijn gevoelens niet onder controle kan houden.

Gevoelloosheid = (item 11 + item 20)/2
Item 11. Ik maak me niet druk om dingen waar andere mensen zich druk om maken.
Item 20. Ik voel me vaak emotioneel 'verdoofd', alsof ik geen gevoelens heb.

Overmatig rationeel = (item 13 + item 27)/2
Item 13. Het is belangrijker voor mij om redelijk en praktisch te zijn dan om sensitief te zijn en open te staan voor mijn gevoelens.
Item 27. Ik vind het belangrijk om rationeel en logisch te zijn over bijna alles.

Langdurigheid = (item 09 + item 19O)/2
Item 9. Soms ben ik bang dat als ik mezelf zou toestaan om een sterk gevoel te ervaren, dat gevoel niet meer weggaat.
Item 19. Sterke gevoelens duren altijd maar kort. (*score omkeren*)

Weinig overeenstemming = (item 01 en item 25O)/2
Item 1 = Ik denk vaak dat ik reageer met gevoelens die andere mensen niet zouden hebben.
Item 25. Ik denk dat ik dezelfde gevoelens heb als andere mensen. (*omgekeerde score*)

Niet accepteren van gevoelens = item 24O en item 18)/2
Item 24. Ik accepteer mijn gevoelens. (*score omkeren*)
Item 18. Voor bepaalde gevoelens moet je waken.

Rumineren = (item 22 + item 16)/2
Item 22. Als ik me somber voel, ga ik in mijn eentje zitten denken aan hoe rot ik me voel.
Item 16. Ik zeg vaak tegen mezelf: wat is er toch mis met mij?

Lage expressie = (item 04O + item 15O)/2
Item 4. Ik geloof dat het belangrijk is om mezelf toe te staan om te huilen, om mijn gevoelens 'naar buiten' te krijgen. (*score omkeren*)
Item 15. Ik heb het gevoel dat ik mijn gevoelens openlijk kan uiten. (*score omkeren*)

Beschuldigen = (item 08 + item 21)/2
Item 8. Als andere mensen zouden veranderen, zou ik me een stuk beter voelen.
Item 21. Andere mensen zijn er de oorzaak van dat ik onplezierige gevoelens heb.
Leahy (2012)

Hoe anderen op onze emoties reageren

Gehechtheidstheorie en emotie – 38

© Bohn Stafleu van Loghum is een imprint van Springer Media B.V., onderdeel van Springer Nature 2020
R. L. Leahy, *Therapie volgens het emotieschemamodel*, https://doi.org/10.1007/978-90-368-2430-9_8

Gehechtheidstheorie en emotie

In het emotieschemamodel over emoties worden elementen uit de gehechtheidstheorie gebruikt, die stelt dat baby's en kinderen onplezierige emoties uiten om troost en veiligheid te zoeken bij hun ouders. Ook in de rest van ons leven blijven dergelijke processen van contact zoeken en emoties uiten om troost, compassie en validering te zoeken aanwezig. Een bijzonder negatieve manier van kritiseren van een vriend of partner, is zeggen dat het hem niet interesseert hoe jij je voelt. In intieme relaties, vriendschappen en ouder-kindrelaties speelt de manier waarop we reageren op de emoties van anderen een belangrijke rol. Therapie volgens het emotieschemamodel onderkent dat emotionele socialisatie de grondslag vormt van dit proces. Daar horen vragen bij in de trant van: hoe reageerden de ouders tijdens de kindertijd van de cliënt op hem of haar wanneer hij of zij van streek was? Lachten ze hun kind uit? (Je gedraagt je als een verwend nest!), wezen ze zijn emoties af (Maak je niet druk, er is niets aan de hand), voelden ze zich overweldigd door de emotie van het kind (Ik ben nu teveel van slag door mijn eigen problemen om tijd voor jou te hebben)? Het onderzoek van Gottman, dat ik bespreek in het hoofdstuk over emotionele socialisatie, wijst uit dat dit soort reacties blijvende effecten op mensen heeft (Gottman et al. 1997). Vergelijkbare vragen over reacties van anderen op emoties van de cliënt kunnen we ook stellen voor de huidige relaties van de cliënt.

De Relationship Emotional Schema Scale (RESS) meet hoe cliënten denken dat hun partner op hun emoties reageert wanneer ze van slag zijn (zie ▶kader 8.1). De schaal bestaat uit veertien vragen en cliënten beschrijven hoe hun partner op hen reageert. Door de antwoorden op alle veertien vragen bij elkaar op te tellen krijgen we een score over 'negatieve kijk op emoties'. Een negatieve kijk van de partner op emoties hangt sterk samen met ontevredenheid over de relatie. Verder kunnen cliënten aangeven welke reacties van hun partner het positiefst zijn en welke het negatiefst.

Het emotieschemamodel ondersteunt de gedachte dat een emotioneel steunende omgeving een belangrijk aspect is van relaties. Immers, wanneer belangrijke anderen op de emoties van de cliënt reageren met verwijten dat hij die emoties heeft, de emoties invalideren, het uiten van emoties ontmoedigen, de voor de cliënt unieke emoties vreemd vinden, geloven dat de emoties nooit meer overgaan en dat de cliënt de emoties niet onder controle heeft, de emoties onzinnig vinden en aandringen op rationaliteit, dan ontstaat voor de cliënt een omgeving die bestraffend reageert op emoties en waarin hij het gevoel heeft dat er in de relatie geen veilige plek is om emoties te hebben. Een vrouw vertelde bijvoorbeeld dat haar echtgenoot haar voortdurend voorhield dat ze zichzelf niet in de hand had en irrationeel was. Daardoor ging ze zich niet alleen steeds meer van hem vervreemd voelen en werd ze steeds bozer op hem, ze begon ook vraagtekens te zetten bij haar eigen emotionele ervaring en waarnemingen van de werkelijkheid. Als we ervan uitgaan dat mensen in hun vroege gehechtheidsrelaties een hechtingsstijl ontwikkelen die ook in hun latere (intieme) relaties tot uiting komt, is de afwijzing door de partner van het uiten van emotionele pijn vergelijkbaar met die van een ouder die het kind met verdriet niet alleen niet troost, maar het bovendien nog straft voor die ervaring. Soms gelooft de partner, in dit voorbeeld een man, dat hij, door zijn vrouw aan te moedigen om haar emoties te uiten en die te valideren – of alleen al door over emotie te praten – er alleen maar voor zal zorgen dat er bij haar een 'beerput opengaat', zodat nog veel meer emoties loskomen en zij een emotionele inzinking krijgt, en dat hij, haar partner, dan wordt overweldigd door haar emotionele pijn. Die anti-gehechtheidsreactie illustreert hoe overtuigingen over emoties in relaties tot niet-helpende of zelfs destructieve reacties kunnen leiden die – o ironie – het emotionele lijden dat degene die zo reageert niet kan 'verdragen' alleen maar verergeren. Volgens het emotieschemamodel zou de partner er dan ook goed aan doen om voor zijn partner een veilige omgeving te creëren voor emoties, belangstelling te tonen voor en medeleven te hebben met emoties en emoties te valideren en accepteren. Dat heeft een troostend effect, het verzacht de pijnlijke ervaring voor de ander die emotioneel lijdt, het versterkt het onderlinge vertrouwen en de intimiteit en bevordert de compassie voor elkaar.

Kader 8.1 *Relationship Emotional Schema Scale*

Hoe mijn partner met mijn emoties omgaat

We zijn erin geïnteresseerd hoe jij denkt dat je partner op je reageert als je pijnlijke en moeilijke emoties hebt. Gebruik de onderstaande schaal en noteer naast elke uitspraak het getal dat het beste beschrijft hoe jij aankijkt tegen de reactie van je partner op je emoties. Je hoeft deze vragenlijst alleen in te vullen als je een partner hebt.

1 = zeker onwaar 2 = eigenlijk onwaar 3 = enigszins onwaar
4 = enigszins waar 5 = eigenlijk wel waar 6 = zeker waar

begrijpelijkheid	Mijn partner helpt me om mijn emoties te begrijpen.
validering	Mijn partner helpt me om me begrepen en bemind te voelen wanneer ik over mijn gevoelens praat.
schuldgevoel/ schaamte	Mijn partner bekritiseert me en probeert me een gevoel van schaamte en schuld aan te praten over hoe ik me voel.
differentiatie	Mijn partner helpt me te begrijpen dat het oké is om gemengde gevoelens te hebben.
waarden	Mijn partner brengt mijn pijnlijke gevoelens in verband met belangrijke waarden.
controle	Mijn partner vindt dat ik mijn emoties niet onder controle heb.
gevoelloosheid	Mijn partner komt gevoelloos en onverschillig over wanneer ik over mijn gevoelens praat.
rationeel	Mijn partner vindt dat ik een groot deel van de tijd irrationeel ben.
langdurigheid	Mijn partner denkt dat mijn pijnlijke gevoelens nooit meer overgaan.
overeenstemming	Mijn partner helpt me te beseffen dat veel mensen zich net zo voelen als ik.
acceptatie	Mijn partner accepteert en verdraagt mijn pijnlijke gevoelens en probeert me niet te dwingen om te veranderen.
rumineren	Mijn partner lijkt maar te blijven nadenken over en stil te staan bij hoe ik me voel.
expressie	Mijn partner moedigt me aan om mijn gevoelens te uiten en te praten over hoe ik me voel.
beschuldigen	Mijn partner geeft mij er de schuld van dat ik me zo van slag voel.

Bekijk de veertien uitspraken nu nog eens en beantwoord de volgende vraag:
Wat zijn de drie ergste manieren waarop je partner op jou reageert? ___ ___ ___
Wat zijn de drie beste reacties die je van je partner krijgt? ___ ___ ___

© Robert L. Leahy, Ph.D., 2010 Alle rechten voorbehouden. Niet reproduceren zonder schriftelijke toestemming van de auteur

Affectief voorspellen

Het voorspellen van toekomstige emoties – 42

Emotieheuristieken – 43

Emotiegeheugen – 44

© Bohn Stafleu van Loghum is een imprint van Springer Media B.V., onderdeel van Springer Nature 2020
R. L. Leahy, *Therapie volgens het emotieschemamodel*, https://doi.org/10.1007/978-90-368-2430-9_9

Het voorspellen van toekomstige emoties

De belangstelling voor de manier waarop mensen hun emoties voorspellen en ze zich herinneren, is de laatste jaren toegenomen (Wilson en Gilbert 2003). Wat dat voorspellen betreft: we worden vaak geconfronteerd met de vraag hoe we denken dat we ons zullen voelen als zich bepaalde gebeurtenissen voordoen. Zijn die voorspellingen van ons betrouwbaar? Mensen geloven bijvoorbeeld vaak dat specifieke positieve of negatieve gebeurtenissen in hun leven blijvende en extreme effecten hebben op hun toekomstige emotionele ervaring. Iemand kan bijvoorbeeld denken: als ik zou scheiden, ben ik de rest van mijn leven ongelukkig, of: als ik mijn baan kwijtraak, blijf ik voor altijd depressief. Jammer genoeg zijn die voorspellingen over onze toekomstige emoties echter verre van betrouwbaar. Uit onderzoek naar de veerkracht van mensen blijkt bijvoorbeeld dat 85 % van de mensen die een negatieve ingrijpende gebeurtenis van welke aard dan ook meemaken een jaar later terug is op het oude niveau van hun gevoel van welbevinden (Bonanno 2009). Dit geldt ook voor dramatische gebeurtenissen zoals een echtscheiding, het verlies van werk, een lichamelijke handicap krijgen, een financiële strop en andere ingrijpende gebeurtenissen. We zijn dus geneigd ons vermogen om te herstellen van negatieve gebeurtenissen te onderschatten. Sterker nog, slechts een klein percentage van de mensen die worden blootgesteld aan een traumatische gebeurtenis ontwikkelt uiteindelijk PTSS, wat wijst op een behoorlijk vermogen om 'op te krabbelen' na een tegenslag. En toch geloven we vaak dat negatieve gebeurtenissen een bijna blijvend negatief effect hebben.

Die vertekeningen in onze voorspellingen beperken zich niet tot negatieve gebeurtenissen. Nee, ook de positieve effecten op onze emoties van positieve gebeurtenissen overschatten we vaak. We denken bijvoorbeeld dat we heel lang dolgelukkig blijven na het winnen van de loterij, als we een vaste aanstelling krijgen op ons werk, een kind krijgen, een hoop geld verdienen en dat droomhuis krijgen. Onderzoek over de langetermijneffecten van positieve gebeurtenissen wijst echter uit dat dat positieve emotionele effect van korte duur is. Bij zowel positieve als negatieve gebeurtenissen zijn we dus geneigd de sterkte en de langdurigheid van de bijbehorende emotie te overschatten in onze voorspelling daarover. De veronderstelde positieve gebeurtenis lijkt eerder tot een uitbarsting van positieve gevoelens te leiden die na verloop van tijd weer vervagen, wanneer we gewend raken aan het nieuwe bezit, de hogere positie, de relatie of het 'voordeel'. Dit verschijnsel wordt vaak de 'hedonistische tredmolen' genoemd, waarin we beloningen najagen waaraan we vervolgens gewend raken (Mancini et al. 2011). Natuurlijk houden mensen van tevoren maar zelden rekening met die gewenning – ze calculeren niet graag in dat het verwerven of bereiken van een belangrijk doel geen blijvende hedonistische waarde zal hebben. Maar het ziet er meer naar uit dat we geneigd zijn om aan dingen te wennen en vervolgens terug te keren naar ons uitgangsniveau van psychisch welbevinden of psychische misère.

Dit veld van onderzoek en theorievorming staat bekend als 'affectvoorspelling' en heeft in de onderzoeksliteratuur veel aandacht gekregen (Wilson et al. 2000; Wilson en Gilbert 2003). Een van de gevolgen van affectvoorspelling is dat we 'geen rekening houden met de factor tijd', wat betekent dat we vaak liever een kleiner voordeeltje op de korte termijn hebben dan een groter voordeel op de langere termijn. We leggen meer nadruk op de kortetermijngevolgen van onze daden en bagatelliseren of houden geen rekening met de waarde die het kan hebben om te wachten op positieve gevolgen in de verdere toekomst die mogelijk belangrijker zijn. In dezelfde trant zijn we geneigd om op de korte termijn geen onplezierige ervaring te willen verdragen die ons op langere termijn misschien profijt kan opleveren. Over het algemeen zijn mensen dus 'bijziend', en geven we de voorkeur aan behoeftebevrediging op de korte termijn boven voordelen op de langere termijn (Frederick et al. 2002). Dat gebeurt als je geniet van een dagje te veel geld uitgeven met je creditcard en, wel zo prettig, niet stilstaat bij de jaarrente van 28 % die je straks moet betalen. Diezelfde bijziendheid kan ook onze voorkeur voor kortetermijnbevrediging verklaren als we te veel eten, niet sporten, te veel drinken, te veel geld uitgeven en andere gedragingen vertonen waarmee we onszelf eigenlijk tekort doen. We willen het nu. Impulsiviteit wordt voor een groot deel bepaald door het feit dat we geen rekening houden met de factor tijd. We denken vaak dat 'luiheid haar eigen beloning is'.

Emotieheuristieken

Affectvoorspelling is relevant voor het emotieschemamodel in die zin dat onze overtuigingen over toekómstige emoties, en met name de intensiteit, extremiteit en langdurigheid ervan, belangrijke factoren zijn voor onze manier van denken over en omgaan met onze húidige emoties en keuzes. Wat is de verklaring voor die schijnbaar vertekende manier van voorspellen? Modellen over affectvoorspelling laten zien dat we onze toekomstige emoties mogelijk voorspellen op grond van *heuristieken* of vuistregels: in telegramstijl geformuleerde regels waarop we automatisch een beroep doen en die tot vertekende voorspellingen leiden. Een van die heuristieken is 'geen acht slaan op immuniteit', onze neiging om geen rekening te houden met verzachtende factoren in de toekomst die onze toekomstige emoties zouden kunnen beïnvloeden (Gilbert en Andrews 1998). De vrouw die op het punt staat te scheiden en vooruitblikt op hoe ze zich over een jaar voelt bijvoorbeeld, staat niet stil bij haar mogelijkheden om een nieuwe relatie te krijgen, bij positieve ervaringen die ze kan opdoen in haar werk, nieuwe ervaringen op het vlak van persoonlijke ontwikkeling en reizen, en het feit dat ze bevrijd zal zijn van de ruzies met haar huidige echtgenoot. Die 'interveniërende' ervaringen kunnen haar misschien wel 'immuun' maken voor langer aanhoudende emotionele moeilijkheden. Maar het kost haar, en ons allemaal, vaak moeite om van tevoren rekening te houden met ervaringen en factoren die misschien wel 'beschermend kunnen werken' tegen de negatieve emoties waar we zo bang voor zijn. Een andere factor heeft te maken met 'scherp stellen', waarbij we focussen op één detail en andere mogelijke factoren uit het oog verliezen (Wilson et al. 2000). In het voorbeeld van echtscheiding focus je dan misschien op het detail van 'je eenzaam voelen als je op vakantie gaat', maar onderken je niet dat je na een echtscheiding mogelijk ook andere, plezierige ervaringen kunt hebben, bijvoorbeeld dat je meer tijd krijgt voor vrienden en familie. Velen van ons zijn 'verankerd' aan onze huidige emotie, en gebruiken daardoor de 'emotieheuristiek'. Daardoor voorspellen we onze toekomstige emoties op grond van onze huidige emotie. Stel dat we dolblij zijn omdat we de loterij hebben gewonnen, dan denken we dat die blijdschap zal blijven bestaan, voor altijd misschien zelfs. Zijn we verdrietig vanwege een relatiebreuk, dan geloven we dat ons verdriet en onze eenzaamheid nooit meer overgaan. Dat is ook een vorm van 'emotioneel redeneren': ik ben verdrietig en daarom blijft mijn verdriet bestaan.

Emotiegeheugen

Een bijverschijnsel van affectvoorspelling is het 'emotiegeheugen', dat wil zeggen, ons vermogen of onvermogen om ons te herinneren welke emoties we in het verleden hebben gehad, hoe die emoties samenhingen met gebeurtenissen, gedachten en gedragingen en hoe de emoties, uitgaand van die variabelen, ook weer kunnen veranderen (Levine et al. 2009). De herinnering aan vroegere emotionele ervaringen kan ervoor zorgen dat mensen de intensiteit van die gevoelens onder- of juist overschatten (Kaplan et al. 2016). Bovendien worden herinneringen aan vroegere emoties beïnvloed door de huidige overtuigingen van mensen over hoe ze er destijds aan toe waren (Safer et al. 2002). Stel dat ik depressief ben, dan ben ik geneigd me deprimerende verliezen te herinneren die mijn overtuiging dat de wereld een somber oord is bevestigen. In die toestand is het moeilijk om me de vele gelukkige of zelfs maar neutrale ervaringen te herinneren die ik heb opgedaan toen ik niet in een depressieve toestand verkeerde. Hetzelfde geldt voor boosheid. Als ik boos ben op mijn partner herinner ik me misschien alle keren dat ze me in het verleden al heeft 'gekwetst', alle 'teleurstellingen' en 'oneerlijkheid', en kan ik me de vele fijne, romantische of positieve ervaringen niet herinneren. Waardoor wordt die onnauwkeurigheid van het emotionele geheugen verklaard? Hier is onderzoek naar gedaan, en verschillende factoren zouden hier een rol in spelen: de neiging om op basis van de huidige emotie een emotie uit het verleden te overschatten, het focussen op een 'piekervaring' in plaats van op de episode als geheel (Fredrickson en Kahneman 1993) en het reconstrueren van onze 'herinnering aan emotie' door ons de context van de gebeurtenis te herinneren en vervolgens in te schatten welke emotie we daarbij wel 'moeten hebben gehad'. Onze herinneringen aan onze emoties zijn dus niet volledig waarheidsgetrouw.

Die vertekeningen in het emotiegeheugen hebben een specifieke relevantie voor het gebrek aan motivatie dat we aantreffen bij depressie. We zien bijvoorbeeld dat depressieve cliënten vaak een toename in plezier rapporteren in reactie op gedragsactivatie, die is bedoeld om hen ervan te overtuigen met productief gedrag aan de slag te gaan. Maar waarom doen ze dit dan niet uit zichzelf, kun je je afvragen? Het onderzoek over het emotiegeheugen laat zien dat depressieve mensen de positieve emotie die ze in het verleden hebben ervaren tijdens het vertonen van 'productief gedrag' vaak vergeten. Dat gat in hun geheugen voor de 'belonende emotie' verklaart de 'logica' van hun matte nietsdoen van nu. Als ik me geen positieve emotie kan herinneren van een vorige keer dat ik een bepaalde gedraging vertoonde, is het immers begrijpelijk dat ik me nu niet inspan.

Het emotieschemamodel houdt rekening met het onderzoek en de theorie over affectief voorspellen en het emotiegeheugen. Zo kan de therapeut de cliënt helpen zijn voorspellingen over toekomstige emoties concreet te maken. Daarna kan de therapeut met de cliënt bekijken waar die voorspellingen op zijn gebaseerd, door vragen te stellen als: negeer je nu de mogelijkheid dat je in de toekomst ervaringen kunt hebben die verzachtend zijn of de situatie kunnen veranderen? Heb je het in het verleden weleens mis gehad? Hoe vaak in je leven heb je al voorspeld dat je emotie van dat moment nooit meer over zou gaan? Of: wat voor gevolgen had het voor je dat je geloofde dat een negatieve of positieve gebeurtenis een blijvend effect zou hebben? Een andere methode die kan helpen aantonen dat voorspellingen vaak niet uitkomen, is dat de cliënt een logboek maakt over zijn dagelijkse bezigheden, gericht op het verzamelen van voorspellingen over emoties in de loop van de week, die aan gedrag worden gekoppeld. De op die manier opgespoorde fouten in de affectieve voorspellingen van de cliënt zijn belangrijk om verandering te kunnen brengen in de dimensies van de emotieschema's langdurigheid van de emotie, mate waarin de emotie onder controle kan worden gehouden en mate waarin de emotie het functioneren beperkt.

Onderzoeken van vertekeningen in affectieve voorspellingen en het emotiegeheugen kan bovendien helpen problematische besluitvormingsstijlen te veranderen. De neiging van angstige cliënten om hun angst van vroeger te overschatten kan er bijvoorbeeld toe leiden dat ze aarzelen om de confrontatie aan te gaan met nieuwe situaties waar ze moeite mee hebben. Het 'vergeten' van gewenning aan beangstigende situaties leidt tot een foutieve 'bevestiging' dat het niet mogelijk is om de confrontatie met moeilijke situaties aan te gaan. Iemand die depressief is heeft er moeite mee om zich plezierige ervaringen te herinneren en is daardoor minder gemotiveerd om gedrag te vertonen dat in het heden positief kan uitpakken. Therapie volgens het emotieschemamodel helpt cliënten door hen te informeren over die vertekeningen in het emotionele geheugen en affectieve voorspelling en het verschaft strategieën om informatie te verschaffen om die herinneringen en voorspellingen te kunnen toetsen. Het emotieschemamodel bekijkt hoe voorspellingen over emoties tot stand komen en onderzoekt de effecten van 'scherp stellen', het zichzelf 'verankeren' aan de huidige emotie, illusies over duurzaamheid en geen acht slaan op immuniteit.

Emoties normaliseren en pathologiseren

Het pathologiseren van je emoties – 48

De overtuiging dat sommige emoties 'normaal' zijn, maar andere 'problematisch' of volstrekt uniek voor henzelf komen we bij veel cliënten tegen. Zoals ook al werd gezegd in ▶H. 4 over historische en culturele verschillen in de perceptie van emotie is dit etiketteren van emoties als 'normaal/abnormaal' onderdeel van de sociale constructie van emotie in plaats van een essentieel onderdeel van de emotie zelf. Als we dit bovendien bekijken vanuit het standpunt dat alle emoties zijn geëvolueerd omdat ze een evolutionaire waarde hadden voor de overleving van genen, dan volgt daaruit dat mensen tot alle emoties in staat zijn (Gilbert 2009). In het emotieschemamodel beschouwen we emoties niet als 'goed of slecht' of 'normaal of abnormaal', maar bekijken we alleen in welke opzichten de ervaring van emotie en iemands copingstrategieën voor die persoon tot moeilijkheden kunnen leiden. Afgunst bijvoorbeeld kunnen we zien als een universele emotie, hoewel het onplezierig kan zijn deze emotie te ervaren. De evolutionaire grondslag van afgunst kan te maken hebben met het belang van dominantiehiërarchieën in de evolutie van onze soort, – en andere diersoorten – en met het feit dat het aangaan van de competitie om status overlevingswaarde had in een wereld van schaarste en onvoorspelbare middelen. Bertrand Russell zei hierover dat we zonder afgunst geen democratie hadden gehad, aangezien afgunst een onderliggende beweegreden kan zijn voor de eis om eerlijk te delen (Russell 1930/2016). En afgunst kan ook een positieve kant hebben, als het lukt om het om te zetten in bewondering, navolging en motivatie.

Het pathologiseren van je emoties

Normaliseren van emoties betekent niet dat de ervaring van die emotie plezierig is of dat de bijbehorende copingstrategieën nuttig of zelfs maar gerechtvaardigd zijn. Als we afgunst normaliseren, bedoelen we daarmee niet dat het nuttig of gerechtvaardigd is om het succes van anderen te ondermijnen, maar alleen dat het begrijpelijk is dat je er misschien zin in hebt om dat te doen. Door je emoties (of die van anderen) te pathologiseren activeer je problematische copingstrategieën. Woede, angst, jaloezie en afgunst zijn voorbeelden van emoties die kunnen worden gepathologiseerd (waarbij de persoon bijvoorbeeld denkt: ik zou die emoties niet moeten hebben, het zijn slechte emoties, dat ik me zo voel betekent dat ik wel een slecht mens moet zijn, dit zijn gevaarlijke emoties), met als gevolg de overtuiging dat hij zich moet schamen of schuldig moet voelen over die emoties, en er daarom zo snel mogelijk vanaf moet zien te raken. Niet voor niets wordt weleens gezegd dat therapie gaat over 'het normaliseren van het abnormale'.

Het emotieschemamodel onderkent dat het onderdeel is van de ervaring van emotie dat mensen zich er zorgen over maken dat hun persoonlijke ervaring in fundamentele opzichten verschilt van die van anderen. Net als in het door Weiner (1986) voorgestelde attributiemodel gelooft die persoon dat zijn emotionele ervaring niet overeenstemt met die van anderen. Dat leidt tot twijfel aan zichzelf, schaamte, zelfkritiek, vermijding en rumineren over de onbeantwoordbare vraag: wat is er toch mis met mij? Tegenover dat gevoel uniek en pathologisch te zijn staat het standpunt dat je emoties als universeel kunt beschouwen, beseffen dat je niet alleen staat, dat het bij het menszijn hoort. Dankzij dat inzicht kan vervolgens de basis worden gelegd voor zelfacceptatie en zelfcompassie.

Door de eigen ervaring universeel te maken – door in te zien dat ze net als veel anderen moeite hebben met een emotie om te gaan – kunnen cliënten hun zelfcompassie vergroten. Met zelfcompassie wordt bedoeld liefdevolle vriendelijkheid, acceptatie en warmte gericht op zichzelf, waardoor zelfkritiek, depressie en angst afnemen (zie Davidson en Neff 2016).

Normaliseren van emoties kan worden versterkt door om je heen te kijken naar anderen die misschien vergelijkbare emotionele ervaringen hebben, door naar liedjes te luisteren, literatuur te lezen en films en beeldende kunst te bekijken waarin die emoties worden uitgebeeld. Daarnaast kan compassie richten op anderen met dezelfde ervaring een manier zijn om de eigen ervaring te ontpathologiseren. De therapeut kan de cliënt vragen stellen als: welke emoties zijn problematisch? Wat maakt de emotie problematisch? Wat zou het voor je betekenen als je besefte dat mensen overal ter wereld die emoties ook ervaren? Zijn er goede en slechte emoties? Kunnen mensen die jij respecteert ook de emoties hebben die jij hebt? Van welke emoties wil je af? Wat maakt een emotie tot een slechte emotie? De therapeut kan de cliënt helpen te beseffen dat mensen alle emoties ervaren, en dat het niet de emoties zelf zijn die 'slecht' of 'goed' zijn. Het zijn eerder de eventuele keuzes die iemand maakt waarmee hij mensen kwaad kan berokkenen die problematisch zijn. Het is een onmogelijke opgave om van jezelf te eisen dat je van een bepaalde emotie afkomt.

Zoals mensen hun eigen emoties als 'abnormaal' kunnen beschouwen, kunnen ze ook de emoties van anderen als abnormaal beschouwen. In een relatie waarin de partners veel ruzie hebben is het bijvoorbeeld niet ongebruikelijk dat de ene partner de emoties van de andere partner als abnormaal, 'ziek', 'neurotisch' of 'onterecht' beschouwt. Net als minachting voor emoties leidt die kritiek op de emoties van anderen vaak alleen maar tot verdere escalatie van het conflict, onderlinge tegenwerking en verwijten. Daarentegen kan normaliseren van de emoties van anderen helpen bij het valideren ervan, bijdragen aan nieuwsgierigheid naar de gevoelens van de ander en zelfs helpen bij het gezamenlijk oplossen van het probleem. In een volgend hoofdstuk bespreken we de toepassing van het emotieschemamodel in de behandeling van relatieproblemen.

Metaforen over de inclusiviteit van emoties

Containment en acceptatie – 52

De levende stroom – 53

Het emotionele landschap – 53

De emotionele lens – 54

De wolken – 54

De symfonie – 55

© Bohn Stafleu van Loghum is een imprint van Springer Media B.V., onderdeel van Springer Nature 2020
R. L. Leahy, *Therapie volgens het emotieschemamodel*, https://doi.org/10.1007/978-90-368-2430-9_11

Ik heb emoties weleens vergeleken met de intrusieve gedachten die kenmerkend zijn voor obsessies, bezorgdheid, ruminaties en zelfs met de beelden en sensaties die met trauma gepaard gaan. Als we uitgaan van het door Wells (2008) geformuleerde metacognitieve model kunnen 'intrusieve emoties' zodoende resulteren in een verhoogde zelf-focus op die emoties, pogingen die te onderdrukken, er nog meer mee bezig zijn en andere niet-helpende reacties die Wells beschrijft als het cognitive attentional syndrome (CAS; Wells 2007). Evenzo weten we dat mensen die worstelen met hun obsessieve intrusies deze evalueren in termen van persoonlijke relevantie, verantwoordelijkheid, gevaar en controle (Clark 2005). Tijdens het reageren op 'ongewenste' emoties speelt een vergelijkbaar proces: de persoon heeft een verhoogde zelf-focus, beschouwt de emoties als 'ongewenst', gelooft dat hij van de emoties moet zien af te komen en onderneemt mislukte pogingen ze te onderdrukken, met ironisch genoeg als resultaat dat de emotie nog meer op de voorgrond treedt.

Containment en acceptatie

Een alternatief voor het idee dat emoties moeten verdwijnen is de benadering in therapie volgens het emotieschemamodel van 'containment en acceptatie', waarbij iemand een emotie accepteert, 'ruimte maakt voor de emotie' en met de emotie leert leven als een 'achtergrondgeluid'. Dat idee weerspiegelt het standpunt dat het mogelijk is om in een rijk en voluit geleefd leven een breed repertoire aan emoties te omvatten, verdragen en ervaren. Het doel is dus niet dat mensen zichzelf bevrijden van bepaalde emoties, maar juist dat ze er ruimte voor maken, er mindful over zijn, er niet over oordelen en die emoties hun momentje gunnen, om daarna weer door te gaan naar het volgende moment. Onplezierige emoties en ervaringen worden dus genormaliseerd, en het emotieschemamodel onderkent dat het leiden van een compleet leven betekent dat je in staat bent emoties te ervaren die lijken te botsen met je ideaalbeeld van jezelf, van die emoties te leren en ze te verdragen. Het emotieschemamodel vergroot het vermogen om een brede verscheidenheid van emoties, waaronder ook 'onplezierige' emoties, toe te laten in een leven met een completere schakering aan ervaringen en betekenis. In plaats van ernaar te streven je 'goed te voelen', wordt het doel een leven kunnen leiden waarin je in staat bent om 'alles te voelen' (Leahy 2015). Vergelijkbaar met de problematische beoordelingen van 'intrusieve gedachten' is het uitgangspunt in therapie volgens het emotieschemamodel dat pogingen om emoties tegen te houden, te onderdrukken of er vanaf te komen de angst voor emotionele ervaringen en het niet kunnen verdragen ervan in stand houden. In therapie volgens het emotieschemamodel wordt de cliënt aangemoedigd tot acceptatie van de emotionele ervaring als een onderdeel van het spectrum aan ervaringen dat het leven in petto heeft. Die erkenning en acceptatie van 'ongewenste emoties' sluit ook aan bij modellen over acceptatie, mindfulness en metacognitie, waarin 'intrusieve' gedachten of impulsen worden geobserveerd en verdragen (Hayes 2004; Linehan 1993; Wells 2008). In het emotieschemamodel is er geen aanname dat emoties eenwaardig moeten zijn. De aanname is dus niet: al mijn emoties moeten positief zijn. Ambivalentie wordt daarmee genormaliseerd.

Het idee over de inclusiviteit en de acceptatie van emoties kan worden geïntroduceerd door te vragen: wat gebeurt er als je een emotie hebt die je niet leuk vindt? Dat kan tot een gesprek leiden over niet verdragen van een emotie, over angst voor de emotie en over pogingen om aan de emotie te ontsnappen. De overtuiging van de cliënt 'ik kan die emotie niet verdragen en ik moet er nu meteen vanaf zien te komen' kan worden onderzocht als een overtuiging die resulteert in negatieve emoties over negatieve emoties, en die de negatieve emoties bovendien nog uitvergroot: 'daarmee gooi je eigenlijk olie op het vuur'. De therapeut zegt bijvoorbeeld: 'Als je probeert weg te lopen voor de emoties die je hebt, is het alsof je wegloopt voor jezelf. Dat brengt je niet ver.' De cliënt brengt daar dan misschien iets tegenin als: 'Als ik niet van deze emotie afkom, blijf ik erin hangen en voel ik me overspoeld en hulpeloos.' Daar kan de therapeut dan op antwoorden: 'Dat is net zoiets als dat ik zou zeggen dat als ik mijn reis onderbreek op een bepaalde plek, ik daar nooit meer weg zal komen.' Het idee van therapie volgens het emotieschemamodel is dat iedere emotie een voorbijgaande ervaring is die je kunt erkennen, accepteren, normaliseren en observeren, waarna je verdergaat naar het volgende moment. De therapeut kan bovendien nog opperen dat het mogelijk is om een leven op te bouwen dat voldoende ruimte bevat om een brede verscheidenheid van ervaringen, emoties, herinneringen en zelfs lijden te omvatten.

De levende stroom

Een goede illustratie van het idee van containment is het beeld van een groot meer dat water vanuit verschillende bronnen in zijn massa opneemt. In plaats van weerstand te bieden of dammen op te werpen tegen de bronnen van emotie, blijkt bij grotere containment van emotie dat het mogelijk is om emoties te omvatten in een rijker repertoire van emotionele ervaringen. In de metafoor over *de levende stroom* stromen emoties vanuit hun bronnen naar een groot meer, de ervaring van het leven van dat moment. Wrok bijvoorbeeld is een emotie die via een eigen stroom terechtkomt in de massa van het meer, de ervaring als geheel, een massa aan ervaringen die continu in beweging is. De cliënt wordt aangemoedigd om zich voor te stellen dat dit grote meer aan ervaringen dermate uitgestrekt is dat het alle emoties kan omvatten die erin binnenkomen en er weer uitgaan. De metafoor over de levende stroom suggereert dus ook dat emoties komen en gaan en zich later weer vernieuwen. Metaforen over het stromende karakter van emoties, de metafoor over *de wolken* bijvoorbeeld, geven aan dat emoties van voorbijgaande aard zijn, niet onder controle kunnen worden gehouden en vanaf een afstand kunnen worden geobserveerd.

Het emotionele landschap

De metafoor over *het emotionele landschap* helpt de cliënt te erkennen dat alle emoties hun plek in dat landschap hebben en dat het mogelijk is om te reizen van de ene emotionele ervaring naar de andere. De cliënte die boosheid voelt op haar baas bijvoorbeeld kan accepteren dat die boosheid optreedt op dat specifieke kruispunt in het landschap, maar dat ze dat landschap kan doorkruisen op weg naar andere emoties: interesse in haar werk, waardering voor haar gezondheid, liefde voor haar kinderen en genieten van haar hobby's bijvoorbeeld. In plaats van te denken: ik ben boos en dat kan ik niet verdragen, kan ze opmerken: op dit moment ben ik boos op mijn baas, maar ik kan me ook concentreren op andere emoties waartoe ik in staat ben. *Het emotionele landschap* verschaft een model voor verplaatsen, doorkruisen, waarnemen, accepteren en loslaten terwijl je je van de ene emotie naar de andere begeeft. Die dynamische reis in het landschap zorgt voor een omkering in het ruminatieve proces dat vaak met onplezierige emoties gepaard gaat.

De emotionele lens

De emotionele lens is nog weer een metafoor die de cliënt aanmoedigt om ervaringen te bekijken vanuit het perspectief van een andere emotie: de emotionele lens. De vrouw in het voorbeeld hierboven die boos is op haar baas kan overwegen om een ervaring van haar baas door de lens van compassie te bekijken: wat zit hem dwars? Wat is er moeilijk aan zijn leven? Of ze kan overwegen de lens te gebruiken van 'zich uitgedaagd voelen', en denken: dit werk kan een uitdaging zijn en het kan je ertoe aanzetten om nieuwe en interessante dingen te doen, om problemen op te lossen en obstakels te overwinnen. De emotionele lens moedigt aan tot flexibiliteit van emotioneel perspectief terwijl cliënten experimenteren met de verschillende emoties die ze zich kunnen voorstellen en die ze op dat moment kunnen uitproberen. De emotionele lens ontkent of onderdrukt de emoties die onplezierig voelen niet, maar geeft de cliënt de ruimte om op het moment zelf een andere emotionele ervaring uit te proberen.

De wolken

De metafoor over *de wolken* biedt de cliënt de mogelijkheid om het idee te toetsen dat het noodzakelijk is om een emotie onder controle te houden of te onderdrukken. 'Als je je huidige emotie waarneemt als een wolk die door de hemel drijft, terwijl jij een stapje terug doet en de emotie er laat zijn, hoe voelt het dan voor je, op dit moment van alleen maar waarnemen?' Deze oefening in mindful afstand nemen biedt de cliënt (net als de oefening van Wells voor intrusieve gedachten) de gelegenheid om de controle los te laten en te onderkennen dat de wolken (oftewel de emoties) weg kunnen drijven, zodat er op het moment zelf afstand tot de emotie ontstaat. Naast het observeren van 'onplezierige' emoties als bewegende wolken, kan de cliënt er ook mee experimenteren om zich plezierige emoties voor te stellen als wolken die door de hemel drijven. Voelt de vrouw die afstand neemt en observeert, en zich voorstelt dat een gevoel van blijdschap wegdrijft, zich bang dat ze dit gevoel nooit meer zal krijgen? Leidt observeren en loslaten altijd tot verlies, hulpeloosheid en een gevoel van verslagenheid?

De symfonie

Een andere metafoor over het inclusieve karakter van emoties is die over *de symfonie*. In die metafoor wordt de cliënt aangemoedigd om zich iedere emotie voor te stellen als een serie muzieknoten of een deel van een symfonie. De symfonie heeft snelle delen, langzame delen, er zijn hoge noten en lage noten, en de symfonie beweegt zich voort door de tijd. Terwijl de cliënt zich een voorstelling maakt van alle noten in de symfonie en de verschillende delen ervan, kan de therapeut vragen: 'Stel dat de symfonie alleen hoge noten bevatte?' De inclusiviteit van alle noten, delen, contrasten en crescendo's maakt de symfonie compleet.

De bovenstaande metaforen over inclusiviteit kunnen behalve voor de emoties die mensen zelf ervaren ook worden gebruikt voor het denken over emoties die andere mensen misschien hebben. Het vermogen tot *theory of mind* wordt bevorderd doordat de cliënt zich de verschillende emoties kan voorstellen die andere mensen kunnen hebben, ten opzichte van hemzelf of over andere levenservaringen. Een mannelijke cliënt was bijvoorbeeld kwaad op een andere man die had geprobeerd om hem geld af te troggelen. De therapeut moedigde hem aan om zich alle andere emoties voor te stellen die hij voor deze man kon hebben: met hem begaan zijn, van zijn gezelschap genieten en met hem lachen. Vervolgens vroeg de therapeut hem zich voor te stellen welke emoties de andere man de laatste tijd gehad zou kunnen hebben, nu hij onlangs van zijn vrouw was gescheiden, zijn moeder ziek was en hij zich eenzaam voelde. Terwijl de cliënt de emotionele lens gebruikte om de ander te begrijpen, nam zijn boosheid af en kwam er compassie tevoorschijn. De metafoor over de emotionele lens verschaft de cliënt een flexibel hulpmiddel om stil te staan bij zowel de diversiteit aan eigen emoties als de mogelijke emoties van anderen. Terwijl de therapeut de alternatieve emoties induceert bij de cliënt, kan hij de cliënt vragen tot welke gedachten en daden die nieuwe, alternatieve emotie zou leiden. Zo kreeg de man die boos was op de man die hem geld had afgetroggeld nu toegang tot compassie voor de andere man, een emotie die gepaard ging met alternatieve gedachten zoals: hij heeft een moeilijke tijd achter de rug; hij heeft de laatste tijd veel verliezen geleden; en dit is niet echt persoonlijk bedoeld, het heeft meer te maken met zijn woede over zijn eigen situatie. Daardoor lukte het hem om na te denken over alternatief handelen jegens de ander, door de frustraties van de andere man en de door hem geleden verliezen te valideren, hem aan te bieden dat hij het geld later mocht terugbetalen en, bovenal, niet wraakzuchtig te zijn en hem niet zwart te maken bij de omgeving.

Emotioneel perfectionisme

Illusies over volmaaktheid – 58

Existentieel perfectionisme – 58

De zuivere geest – 59

Caleidoscoop van emoties – 60

© Bohn Stafleu van Loghum is een imprint van Springer Media B.V., onderdeel van Springer Nature 2020
R. L. Leahy, *Therapie volgens het emotieschemamodel*, https://doi.org/10.1007/978-90-368-2430-9_12

Hoe we op onze emoties reageren, vloeit deels voort uit de verwachtingen die we hebben over hoe onze emotionele ervaring eruit zou moeten zien. Stel dat ik in ons huis zit op het platteland van Connecticut en het is min tien graden met een sneeuwstorm van windkracht zeven. Ik ben van plan om zo meteen een eindje te wandelen. Mijn verwachting is dat het bitter koud is en dat ik me daarop moet voorbereiden. Wanneer we verwachten dat het leven allerlei onplezierige emoties voor ons in petto heeft, emoties die 'bij het landschap horen', kunnen we ons voorbereiden op die ervaringen en strategieën ontwikkelen om met die emoties om te gaan. In plaats van verbaasd en overweldigd te reageren op een 'onplezierige' emotionele ervaring, kunnen we dan onderkennen dat onplezierige en ongewenste emoties nu eenmaal optreden, en, sterker nog, dat ze misschien wel de prijs zijn die we betalen voor het leiden van een compleet leven.

Illusies over volmaaktheid

Met emotioneel perfectionisme bedoelen we de overtuiging dat je emotionele leven voortdurend zuiver, plezierig, gemakkelijk en bevredigend moet zijn. Mensen die in emotioneel perfectionisme geloven, raken bijvoorbeeld vaak gefrustreerd of zelfs gedemoraliseerd door ervaringen van verveling. Ze geloven wellicht dat het leven interessant, bevredigend, zinvol en leuk moet zijn, en dat verveling een emotie is die je niet zou hoeven moeten verdragen. Als gevolg van de negatieve evaluatie over verveling en de bijkomende overtuiging dat je emoties plezierig horen te zijn kan zo iemand op een ervaring van verveling reageren met nog meer frustratie, boosheid en angst. Dat kan hem weer aanzetten tot rumineren (waarom verveel ik me toch zo?), overgeneraliseren (wat een saai leven heb ik toch), anderen etiketteren (wat is hij toch een saaie man), ontsnappen (ik moet hier weg), catastroferen (ik kan die verveling echt niet aan), en ageren op zelfdestructieve manieren (anderen de schuld geven, drinken, drugs gebruiken). Emotioneel perfectionisme kenmerkt zich door de volgende overtuigingen: ik zou alleen plezierige emoties moeten hebben; ik zou me de hele tijd goed moeten voelen; als ik me niet goed voel, is er iets verschrikkelijk mis; als ik een negatief gevoel heb, moet ik daar onmiddellijk vanaf zien te komen; negatieve emoties maken me ziek (gek, incapabel, geen liefde waard). Emotioneel perfectionisme leidt vaak tot een aantal problematische emotieschema's, zoals de overtuigingen: mijn emotionele ervaring is uniek voor mij; mijn emoties zijn onbegrijpelijk; tegenstrijdige gevoelens kan ik niet verdragen; ik voel me schuldig of ik schaam me; ik moet die emoties onder controle krijgen en ervan af zien te komen.

Existentieel perfectionisme

Een bijverschijnsel van emotioneel perfectionisme is existentieel perfectionisme, waarbij iemand de volgende overtuiging heeft: mijn leven zou bevredigend moeten zijn, de dingen horen te gaan zoals ik wil en een ideaal leven is mogelijk. Existentieel perfectionisme brengt emotioneel perfectionisme met zich mee, maar is ook breder dan dat: niet alleen de emoties moeten plezierig zijn, maar het hele leven. Die veeleisende standaard voor het leven is een gevolg van het idealiseren van een leven dat bevredigend, perfect en gemakkelijk is, en leidt tot het niet kunnen verdragen van negatieve emoties en ervaringen die onvermijdelijk bij het leven horen. Een jongeman met een veeleisende baan veranderde van baan om iets te vinden wat 'perfect bij hem paste', een baan waar hij dagelijks voldoening uit zou halen en waarin hij dagelijks betekenisvolle dingen zou meemaken. Hij had er moeite mee te onderkennen dat iedere baan zijn voors en tegens heeft en dat dit nu eenmaal bij een werkend bestaan hoort. Ook zijn geïdealiseerde beeld van zijn partner werd gekenmerkt door existentieel perfectionisme; aanvankelijk idealiseerde hij haar en vervolgens haalde hij haar omlaag omdat ze niet aan zijn verwachtingen voldeed. De existentiële perfectionist behandelt zijn verwachtingen vaak als eisen in plaats van als arbitraire en onrealistische voorkeuren, en gaat steigeren als die eisen niet worden ingewilligd: 'Dit is niet wat ik verwachtte!' Toen de jongeman van het voorbeeld werd gevraagd wat er zou gebeuren als hij ervoor koos om zijn verwachtingen aan te passen aan de werkelijkheid waarmee hij werd geconfronteerd, een onvolmaakte partner en onvolmaakte baan, antwoordde hij: 'Waarom zou ik genoegen nemen met minder?'

Existentieel perfectionisme leidt tot torenhoge verwachtingen die de persoon gefrustreerd achterlaten en vervolgens leiden tot wrok, vermijding, het onvermogen om flexibel te zijn en moeite met de aanpassing aan de werkelijkheid. Een voortvloeisel van existentieel perfectionisme is 'onvermijdelijke gedesillusioneerdheid'. Net als in het standpunt van Kohut over 'empathische fouten' als een onvermijdelijk onderdeel van betekenisvolle relaties, gaat ook therapie volgens het emotieschemamodel ervan uit dat het proces van gedesillusioneerd raken over een geïdealiseerde ervaring een onvermijdelijk onderdeel is van een volwaardig leven (Kohut 1977, 2009). Het emotieschemamodel beschouwt teleurstelling en gedesillusioneerdheid daarom als ervaringen die 'bij het landschap horen' (zie Kohut 1977, 2009). Het probleem zit hem er dus niet zozeer in dat mensen een zekere mate van gedesillusioneerdheid ervaren over de liefde, hun gezin, werk, de politiek of hun godsdienst, maar meer in de manier waarop ze die desillusies verwerken door nieuwe overtuigingen te construeren over de ervaring. Die overtuigingen kunnen cynisch, pessimistisch of vijandig zijn óf realistisch (integratief, adaptief, flexibel). In sommige gevallen leidt een desillusie tot nieuwe illusoire overtuigingen.

De zuivere geest

Met de eisen die emotioneel perfectionisme stelt, hangt ook het begrip 'zuivere geest' samen: de perfectionistische overtuiging dat gedachten, gevoelens en aandriften zuiver, goed, moreel hoogstaand en eerbaar behoren te zijn. Het idee van de zuivere geest zien we terug in de metacognitieve evaluaties van mensen met een obsessief-compulsieve stoornis (OCS), waarin intrusieve, ongewenste gedachten worden geëvalueerd als gevaarlijk, walgelijk, een teken van gekte of controleverlies, en niet passend bij het eigen zelfbeeld. Hoewel onderzoek onder de algemene bevolking aantoont dat meer dan 85 % van de bevolking weleens intrusieve gedachten heeft die lijken op die van mensen met OCS (bijvoorbeeld gedachten over besmetting, impulsieve gedachten met een gewelddadige, seksuele of godslasterlijke inhoud), worden die mensen niet obsessief omdat ze die gedachten normaliseren, als irrelevant beschouwen en in staat zijn ze los te laten. Het idee van een zuivere geest leidt daarentegen tot een preoccupatie met gedachten en emoties die niet binnen een geïdealiseerd zelfbeeld passen, met als gevolg dat de persoon erg met zichzelf bezig is, rumineert, pogingen doet die gedachten en emoties te onderdrukken, en schuldgevoelens heeft.

Een idee dat samenhangt met het begrip zuivere geest is het idee dat mensen een hoger en een lager 'zelf' hebben. Dat populaire standpunt houdt in dat de 'menselijke natuur' verschillende niveaus van 'goede emoties' heeft, vergelijkbaar met het freudiaanse denken over het bestaan van het id, het ego en het superego. Ook in verschillende godsdiensten, zoals het boeddhisme en het christendom, wordt het zelf onderverdeeld in hogere en lagere zelven, en wordt gesteld dat we moeten vechten tegen het lagere zelf en moeten streven naar het hogere goede, dat mogelijk is. Het emotieschemamodel wijst het idee van hogere en lagere zelven af en beschouwt het 'zelf' als een vaak arbitrair geconstrueerd fictief verschijnsel dat voortdurend in beweging is. Iemands emoties, gedachten en waarden van nu kunnen bijvoorbeeld sterk verschillen met die van vorig jaar. Volgens het emotieschemamodel zijn ervaringen van mensen eerder fluïde dan vaststaand. Voor wie gelooft dat gedachten en gevoelens eenwaardig moeten zijn, zijn ervaringen vaak schijnbaar met elkaar in tegenspraak en pogingen om emoties te onderdrukken en er vanaf te komen dragen alleen maar bij aan het belang dat aan die emoties wordt toegekend en aan de preoccupatie ermee.

Caleidoscoop van emoties

In therapie volgens het emotieschemamodel worden de 'geest', het 'zelf' en 'emoties' meer beschouwd als een caleidoscoop van voortdurende veranderingen waarin de ervaring vaak gevoelens activeert die mensen misschien liever niet zouden hebben. Afgunst is bijvoorbeeld een emotie die vaak gepaard gaat met woede, verdriet en wrok – stuk voor stuk onplezierige emoties – maar kan toch een onderdeel zijn van het leven in een sociale wereld. Geen afgunst kunnen verdragen omdat die emotie botst met het 'hogere zelf' of het 'goede ik' maakt het belang van het ervaren van afgunst alleen maar groter. In het emotieschemamodel wordt afgunst als een universele emotionele ervaring beschouwd, een ervaring die positieve en negatieve gevolgen kan hebben. Wanneer je erkent dat deze emotie deel uitmaakt van de menselijke ervaring, betekent dat niet dat je je door afgunst hoeft te laten gijzelen, zo is de gedachte.

Therapie volgens het emotieschemamodel biedt cliënten een breed repertoire aan mogelijke copingstrategieën, zoals normaliseren van emoties, accepteren van emoties, leren van emoties, onderkennen dat emoties tijdelijk zijn, surfen op de golf van de emotie, verplaatsen van de aandacht naar andere emoties en doelen, enzovoorts. Sommige mensen leven echter in de veronderstelling dat hun emoties zuiver, mooi, blij en gemakkelijk om te ervaren zouden moeten zijn. Ze geloven dat het niet de bedoeling is om een van de over het algemeen als 'verdacht' beschouwde emoties te hebben, zoals jaloezie, afgunst, wrok, boosheid, verveling of ambivalentie. Emotioneel perfectionisme weerspiegelt de veeleisende standaarden die sommige mensen hebben over hun emoties – en over de emoties van anderen.

Emotioneel perfectionisme hangt samen met het geloof in een 'zuivere geest': het idee dat onze geest en onze ervaringen eigenlijk goed, zuiver, helder, lineair, logisch en begrijpelijk zouden moeten zijn. Daartegenover beschouwt het emotieschemamodel de emotionele ervaring als een vaak verwarrende caleidoscoop van gedachten en gevoelens. Niet het streven naar zuiverheid van gevoel is het doel, maar een rijkdom aan ervaringen.

Maladaptieve emotieregulatiestrategieën herkennen

De oplossing is het probleem – 64

Het opgeven van strategieën – 67

© Bohn Stafleu van Loghum is een imprint van Springer Media B.V., onderdeel van Springer Nature 2020
R. L. Leahy, *Therapie volgens het emotieschemamodel*, https://doi.org/10.1007/978-90-368-2430-9_13

Negatieve beoordelingen van hun emoties leiden er vaak toe dat mensen potentieel maladaptieve strategieën activeren voor de regulatie en expressie van die emoties. Wanneer iemand gelooft dat zijn emoties nooit meer overgaan en onbeheersbaar worden, kunnen problematische emotieregulatiestrategieën ontstaan zoals eetbuien, middelenmisbruik of zelfbeschadiging. Dit met de bedoeling om direct een einde te maken aan het verwachte loswoelen van steeds meer emoties. Iemand die gelooft dat zijn emoties onzinnig zijn, kan gaan rumineren en op zoek gaan naar geruststelling. Iemand anders kan geloven dat niemand anders zich zo zou voelen en daardoor minder bereid zijn om zijn emoties met anderen te delen, meer last hebben van schaamte en schuldgevoel en minder validering krijgen voor die emoties. En een vrouw die gelooft dat ze een intense negatieve emotie niet kan accepteren of ermee om kan gaan, kan gaan vermijden, in een isolement terechtkomen en zich terugtrekken.

In elk van de bovenstaande voorbeelden leiden de maladaptieve strategieën misschien wel tot vermindering van de acute emotionele intensiteit, maar versterken of bevestigen ze daarnaast ook de negatieve overtuigingen over emoties. De vrouw die gelooft dat ze, om van haar depressie, woede en angst af te komen, zichzelf zou moeten bekritiseren voor die gevoelens, ontdekt dan bijvoorbeeld dat haar negatieve emoties hierdoor alleen maar verergeren, met als gevolg nog meer pogingen tot zelfkritiek en onderdrukken van gevoelens.

De oplossing is het probleem

Therapie volgens het emotieschemamodel helpt de cliënt dergelijke copingstrategieën te gaan herkennen en tegelijk de negatieve gevolgen ervan te onderzoeken. De cliënt gelooft misschien dat die strategieën 'het probleem van de emotie helpen oplossen', maar de therapeut kan hem helpen om te onderkennen dat die oplossingen in feite deel uitmaken van het probleem (de oplossing is het probleem). Elke maladaptieve strategie kan worden geëvalueerd in termen van de kosten en baten die de strategie heeft voor de cliënt, op zowel de korte als de langere termijn. Iemand gebruikt alcohol om zichzelf te troosten en dit leidt op korte termijn inderdaad tot baten zoals verminderde emotionele arousal, maar op langere termijn leidt het tot kosten, zoals depressiviteit, schuldgevoel, verlies van verbondenheid met anderen en terugkomen van de angst. Een ander nadeel van maladaptieve strategieën zoals middelenmisbruik is dat ze het idee bevestigen dat het noodzakelijk is om van een emotie af te komen, dat het niet mogelijk is om een emotie te accepteren en dat andere (niet-uitgeprobeerde technieken) zinloos zijn. De therapeut kan de cliënt helpen te onderkennen dat een beoordeling over een emotionele ervaring ten grondslag ligt aan de overtuiging dat die copingstrategieën noodzakelijk zijn. Vervolgens kan de therapeut opperen dat het veranderen van negatieve beoordelingen van emoties kan helpen de problematische strategieën om die emoties onder controle te houden te veranderen, en suggesties doen voor alternatieve strategieën.

▶Figuur 13.1 toont een voorbeeld van de manier waarop negatieve beoordelingen van emoties kunnen leiden tot problematische strategieën voor het omgaan met die emoties. De vrouw in dit voorbeeld ervaart een verdrietige stemming (die mogelijk voortvloeit uit

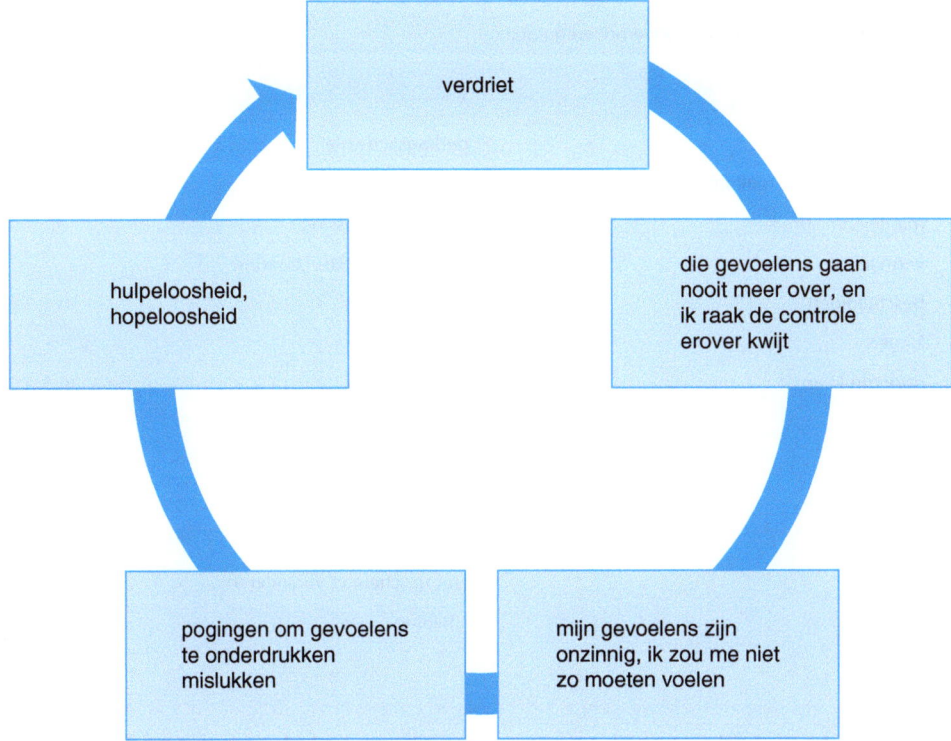

◘ **Figuur 13.1** De cyclus van emotie en negatieve schema's

eenzaamheid). Haar verdrietige stemming brengt haar in de war, omdat ze gelooft dat ze gelukkig zou moeten zijn: ze heeft immers een goede baan en een goede relatie met haar partner. Ze gelooft dat ze hulpeloos staat tegenover die verdrietige stemming, dat die stemming nooit meer overgaat en dat ze erdoor zal worden overspoeld, en dat ze de controle verliest. Als gevolg van die verdrietige stemming voelt ze zich gedeprimeerd en denkt ze dat ze andere mensen maar beter kan ontlopen en maar beter niets kan doen totdat ze zichzelf niet meer als een last ervaart en de motivatie heeft om weer plezierige dingen te ondernemen. Als gevolg van die negatieve beoordelingen houden haar strategieën van vermijding en passiviteit haar verdrietige stemming in stand, verergeren ze haar eenzaamheid en bevestigen ze haar overtuiging over de langdurigheid van de negatieve emoties en daar geen controle over hebben.

In ◘fig. 13.1 passen ook nog andere problematische copingstrategieën. Iemand die lijkt op de vrouw in het voorgaande voorbeeld gebruikt bijvoorbeeld alcohol of drugs om verandering te brengen in haar negatieve stemming. Dat leidt tot nog meer isolement, passiviteit en het besef dat haar negatieve emoties terugkomen zodra het effect van de middelen is afgezwakt. Ook de pogingen om haar emoties te onderdrukken mislukken, waardoor ze er nog meer van overtuigd raakt dat haar emoties niet onder controle te houden zijn en dat dit vraagt om nog grotere inspanningen om ze te onderdrukken. Iemand in die situatie kan ook denken dat rumineren over vragen als 'waarom voel ik me zo?' of 'ik kan niet geloven dat ik zo eenzaam ben' een oplossing en een antwoord

Tabel 13.1 Strategieën voor emotieregulatie

maladaptieve strategieën	adaptieve strategieën
rumineren	gedragsactivatie
piekeren over de toekomst	doelen veranderen
middelenmisbruik	probleemoplossing
vermijding	cognitieve herstructurering
beschuldigen	acceptatie
klagen	mindfulness
onderdrukken	assertiviteit
	sociale steun
	validering
	zelfvalidering
	compassie
	emotieschema's veranderen
	afleiding

oplevert dat haar onzekerheid wegneemt, en haar van gereedschap voorziet om haar probleem op te lossen en dergelijke ervaringen in de toekomst te vermijden. Wat echter werkelijk gebeurt, is dat rumineren een nieuwe ervaring wordt van experiëntiële vermijding, passiviteit en negatieve zelf-focus, die de hopeloosheid van haar situatie alleen nog maar meer bevestigt (tab. 13.1).

De therapeut kan een brede diversiteit aan problematische strategieën bij de cliënt herkennen en samen met hem onderzoeken welke veronderstelde kosten en baten die met zich meebrengen. Vervolgens kan de therapeut dan suggesties doen over ervaringsgerichte experimenten om alternatieve strategieën te toetsen. De cliënte die bijvoorbeeld gelooft dat ze door middel van alcoholgebruik van haar verdriet moet zien af te komen, kan de kosten en baten van die strategie onderzoeken. De kosten zijn ergere depressiviteit, katers, meer zelfkritiek en een gevoel van schaamte en sociaal isolement. De veronderstelde baten die de cliënte kan nastreven zijn het onmiddellijk verdwijnen van de negatieve gevoelens, en, op het moment zelf, een groter gevoel van controle. Door de kosten en baten van het alcoholmisbruik tegen elkaar af te wegen, kan de cliënte nadenken over de effecten van het alcoholmisbruik op langere termijn op haar depressie, eenzaamheid en haar gevoel geïsoleerd te zijn van anderen. Daarna kunnen alternatieve strategieën voor het omgaan met de emoties worden overwogen. Die alternatieven kunnen zijn: normaliseren van eenzaamheid, waarbij het eenzame gevoel wordt beschouwd als een teken dat verbondenheid met anderen een belangrijke waarde is; gedragsactivatie op momenten dat ze alleen is, dat wil zeggen lonende activiteiten plannen; de negatieve gedachten uitdagen die opkomen wanneer ze alleen is; haar sociale netwerk uitbreiden en er een beroep op doen; eraan werken om zich lid van een gemeenschap te gaan voelen; en de emotie-schemaconceptualisatie gebruiken om te begrijpen dat een gevoel van eenzaamheid tijdelijk is, niet onbeheersbaar hoeft te worden, hoort bij het menszijn, ook met zelfcompassie gepaard kan gaan en constructief kan worden gebruikt om te werken aan meer verbondenheid met anderen.

Het opgeven van strategieën

Tijdens het onderzoek naar de maladaptieve strategieën van een cliënt kan de therapeut vragen stellen over wat volgens de cliënt gebeurt als de strategie niet wordt gebruikt: 'Wat zou er gebeuren als je geen alcohol gebruikte (drugs nam, eetbuien had)?' Vervolgens kunnen die voorspellingen samen met de cliënt worden onderzocht: 'Hoe vaak heb je die strategie in het verleden inderdaad niet gebruikt? Wat gebeurde er toen precies?' Verder kan de therapeut opperen: 'Laten we een experiment opzetten waarin jij opmerkt dat de emotie optreedt, de strategie niet gebruikt, maar in plaats daarvan een andere strategie gebruikt waar we samen over kunnen beslissen.'

Emotionele socialisatie

Boodschappen van ouders over emotie – 70

Tot wie wendde je je? – 72

© Bohn Stafleu van Loghum is een imprint van Springer Media B.V., onderdeel van Springer Nature 2020
R. L. Leahy, *Therapie volgens het emotieschemamodel*, https://doi.org/10.1007/978-90-368-2430-9_14

Ik herinner me dat ik ooit in een restaurant een paar tafeltjes verderop een Italiaanse familie zag zitten, met kinderen en kleinkinderen. Het gesprek was geanimeerd, de mensen lachten en af en toe ging het volume van de stemmen omhoog door de opwinding. Plotseling ging alle aandacht naar een klein kind dat gevallen was en huilde. Gelukkig was het kind niet gewond, maar het viel me op dat tijdens het kwartier daarna meerdere familieleden zich tot het kind richtten, het op een fysieke manier genegenheid gaven, het geruststelden en hun warme medeleven lieten blijken. Dit kind leefde duidelijk in een omgeving waar emotie werd geuit en gevalideerd.

Kinderen leren over emoties door waar te nemen hoe hun ouders en andere mensen op hun emoties reageren. Dankzij die socialisatie in de kindertijd ontstaan de emotieschema's die de rest van hun leven merkbaar blijven in hun interpersoonlijke functioneren en emotieregulatie. Het emotieschemamodel onderkent het belang van hechtingsstijl en van de reactie van ouders op uitingen van pijn en verdriet van hun jonge kind. Jonge kinderen kunnen verschillende hechtingsstijlen hebben: angstig, ambivalent en veilig. De hechtingsstijl van het kind geeft vaak weer hoe responsief de eerst verzorgende ouder is voor de uitingen van leed van het jonge kind. Bovendien is er een verband tussen hechtingsstijl en effectieve emotieregulatieprocessen gedurende de hele kindertijd (Pallini et al. in druk).

Boodschappen van ouders over emotie

Naast de hechtingsstijl als basis zijn er specifieke boodschappen of evaluaties over emotie die naar het kind worden gecommuniceerd. Voortbordurend op het werk van Gottman, Eisenberg en anderen wordt in therapie volgens het emotieschemamodel onderzocht hoe de ouders tijdens de kinderjaren van de cliënt reageerden op zijn emoties. Reageerden ze afwijzend op emoties (dat is niet zo erg), lieten ze blijken zelf ontregeld te zijn (ik heb hier nu geen tijd voor, ik heb mijn eigen problemen) of gaven ze hun kind 'emotionele coaching' (expressie aanmoedigen, herkenning van emoties uitbreiden, emoties benoemen, valideren en aanmoedigen tot probleemoplossing)? Daarnaast onderkent het emotieschemamodel ook het belang van de manier waarop mensen in de huidige omgeving van de cliënt (de partner, vrienden en familieleden) reageren op zijn emoties. De huidige emotieschema's (schaamte over emoties bijvoorbeeld, overtuigingen over dat het niet mogelijk is om bevestiging te krijgen, overtuigingen over dat de eigen emoties uniek of onzinnig zijn) hangen samen met zowel die vroegere als de huidige ervaringen.

Het gaat om de volgende strategieën:

neerbuigende strategie – ontkent het belang van de emoties van het kind;

afkeurende stijl – kritiek op en overmatige controle over de gevoelens van het kind;

ontregeld – ouders worden overspoeld door hun eigen emoties en wijzen de emoties van het kind af;

emotionele coaching – helpen emoties te uiten en te herkennen, helpen met differentiëren van emoties en met probleemoplossing. Emotionele coaching leert kinderen hoe ze effectief met vrienden kunnen omgaan (Eisenberg en Fabes 1994; Eisenberg et al. 1996; Gottman et al. 1996a, b, c; Katz et al. 1996).

En dit zijn de emotieschema's die hierdoor kunnen ontstaan:
- Mijn emoties zijn onzinnig.
- Ik ben zwak en kinderachtig als ik deze gevoelens heb.
- Niemand begrijpt me.
- Mijn emoties zijn een last voor andere mensen.
- Andere mensen voelen zich niet zo.
- Ik heb geen recht op die gevoelens.
- Niemand bekommert zich om mijn emoties.
- Ik zal worden gestraft om mijn gevoelens.
- Ik moet ermee ophouden om me zo te voelen.
- Andere mensen walgen van mijn emoties.

Tijdens de eerste gesprekken en gedurende de rest van de therapie stelt de therapeut vragen om erachter te komen hoe de cliënt bepaalde overtuigingen over emoties heeft aangeleerd: welke emoties waren ongemakkelijk om te delen, wat zeiden of deden de ouders en broers en zussen als de cliënt een emotie uitte en hoe werd in het gezin over emoties gesproken? Een van mijn cliënten vertelde me bijvoorbeeld dat zijn boosheid 'smerig' was en dat hij als volwassene moeite had om elk gevoel van boosheid te verdragen, vooral jegens zijn moeder. Hij bad om goddelijke leiding bij het verlichten van boosheid, maar merkte dat zijn boosheid alleen maar steeds weer naar boven kwam en hem dan overspoelde.

Vergelijkbare vragen over evaluaties van emoties kunnen ook worden gesteld ten aanzien van de manier waarop vrienden, partners uit het verleden en de huidige partner reageerden of reageren op de emoties van de cliënt. Een van mijn cliënten beschreef hoe in het gezin waarin hij opgroeide ieder teken van 'zwakte' tegen je gebruikt werd. Zwakte werd gedefinieerd als pijnlijke emoties ervaren, een gevoel van angst of van verdriet. Het gevolg was dat de cliënt zich geïsoleerd voelde in zijn depressiviteit en angst, moeilijk toegang had tot zijn eigen emoties en moeite had de emoties van zijn huidige vriendin te begrijpen. Gevraagd naar zijn emoties en het gezin waarin hij was opgegroeid vertelde hij: 'Het zou zonde van de tijd zijn om wat voor emotie dan ook met hen te delen. Ze zouden het tegen me gebruiken, ervoor zorgen dat ik me nog rotter ging voelen, me vernederen.' De emotieschema's die voor hem naar voren kwamen, waren de overtuiging dat emoties iets zijn om je voor te schamen, dat zijn emoties onzinnig waren, dat niemand zich zo voelde als hij, dat je je emoties niet mag uiten, en dat hij van niemand bevestiging zou krijgen. Die anti-emotionele, op schaamte gebaseerde benadering van emoties droeg bij aan zijn alexithymie en zijn niet-aflatende pogingen om voortdurend rationeel en beheerst te zijn. Hij geloofde dat hij, zodra hij zich ongemakkelijk voelde, van zijn emoties moest zien af te komen, en zijn strategie daarvoor bestond eruit dat hij zich óf isoleerde van andere mensen of overdreven hard werkte.

Behalve naar de boodschappen die de cliënt van zijn ouders kreeg over emoties kan de therapeut ook vragen naar hoe de ouders spraken over de emoties van andere mensen. Werden mensen bijvoorbeeld 'behoeftig' genoemd als ze emoties hadden, 'psychisch ziek' als ze van streek raakten, 'te emotioneel' als ze huilden of 'onbeheerst' als ze hun emoties uitten? Lag er nadruk op rationeel en beheerst zijn, zodat iedere emotie werd beschouwd als een afwijking van een stoïcijns ideaal? Lag de nadruk op 'psychologische hardheid', zodat het uiten van een emotie doelwit van bespotting werd? Hoe reageerden de ouders en andere mensen op de emoties van de cliënt? Valideerden ze de emoties, negeerden ze die, weidden ze erover uit of zorgden ze ervoor dat de cliënt zich erover ging schamen? Probeerden ze grapjes te maken over de emotie, of de geuite zorgen luchthartig weg te wuiven? Hielden ze de cliënt voor dat hij 'eroverheen moest stappen', zeiden ze 'het komt wel goed, maak je geen zorgen' of 'je hebt geen enkele reden om van streek te zijn'? Dergelijke afwijzende en kritische opmerkingen leggen de grondslag voor emotieschema's waardoor mensen ervan overtuigd raken dat hun emoties anders zijn dan die van anderen, en dat ze, als ze hun emoties uiten, worden vernederd en bekritiseerd en niet veilig zijn bij anderen.

Tot wie wendde je je?

Het kan veel informatie opleveren om de cliënt te vragen: 'Als je als kind van streek was en huilde, wie voelde dan veilig voor je om je gevoelens mee te delen?' Veel cliënten zeggen dan: 'Geen van beide ouders.' Of, in sommige gevallen, dat een van de ouders iemand is bij wie ze zich huilend nooit veilig zouden voelen. Als je dan doorvraagt, kan de cliënt vertellen dat de ouder met wie hij die gevoelens nooit deelde degene was die het te druk had, te veel met zichzelf bezig was, te kil was, te vernederend, te kritisch of op een andere manier te afwijzend. De therapeut kan dan aan de cliënt vragen: 'Wat wenste je dat ze anders hadden gedaan op momenten dat jij van streek was?' Sommige cliënten antwoorden dan direct door te zeggen: 'Ik wou dat hij gewoon luisterde, mij toestond mijn gevoelens te hebben, tegen me zei dat hij me begreep.' Ik heb interessant genoeg nog nooit een cliënt gehad die tegen me zei dat hij wenste dat zijn ouders hem hadden geholpen om rationeler te zijn! Het emotieschemamodel suggereert dat emotie-expressie begint met de vroege hechtingsrelatie en de rest van ons leven wordt beïnvloed door onze relaties op volwassen leeftijd en de relaties als ouder met onze eigen kinderen. Emoties die worden ervaren zoeken naar expressie, validering en troost. Als therapeuten aan cliënten vragen wat zij het meest waarderen aan de therapie, antwoorden cliënten vaak: 'Ik weet dat jij echt om me geeft.'

Emotieschema's in therapie

De emotionele positie van de therapeut – 74

Het proces van psychotherapie betekent het onderzoeken van herinneringen en actuele ervaringen die vaak een intense emotionele inhoud hebben. Overtuigingen over emotie en angsten over hoe anderen op emoties kunnen reageren kunnen een negatieve invloed hebben op de therapeutische relatie en het verloop van het therapieproces. Negatieve overtuigingen over emoties kunnen bijvoorbeeld leiden tot schaamte bij cliënten om gevoelens te delen, de angst om zichzelf toe te staan 'om gevoelens te laten opkomen', schaamte over en angst om te huilen, moeilijke herinneringen vermijden, angst om een pijnlijke emotie op te roepen tijdens het uitproberen van nieuw gedrag en het gevoel dat er iets aan hen mankeert als ze sterke emoties hebben en kwetsbaar en 'zwak' overkomen. Bovendien geldt voor elke DSM-stoornis dat negatieve overtuigingen over emoties een rol spelen, zoals bij eetstoornissen, middelenmisbruik, OCS, alle angststoornissen (zoals sociale angst, GAS, paniekstoornis, specifieke fobie, PTSS). Negatieve overtuigingen over emotie spelen verder een rol in de angst voor intimiteit, de angst voor afwijzing en de angst voor verlies.

Cliënten gaan om allerlei redenen in therapie. Sommigen hopen zichzelf met hulp van de therapeut weer bij elkaar te rapen, anderen zoeken juist een veilige plek om te kunnen instorten. In de loop van de vele jaren dat ik werkzaam ben als therapeut heb ik veel van mijn cliënten geleerd. En wat ik in elk geval heb geleerd, is dat het veel moed vergt om te kunnen omgaan met angst en met relaties die lijken af te brokkelen. Als therapeut denken we misschien dat we achterover kunnen gaan zitten en trots kunnen zijn op de technieken en instrumenten waarover we beschikken, maar het eerste wat je moet bedenken – wat voor soort therapeut je jezelf ook noemt – is dat het essentiële aspect van de therapie is dat jij kunt luisteren en oprecht om je cliënten geeft. Begin als therapeut dus met dat besef. Mensen die jou voor het eerst opzoeken kennen je nog niet. Misschien zijn ze vanaf hun kindertijd tot nu aan toe vernederd en gemarginaliseerd; misschien hebben ze zich verraden gevoeld en zijn ze gedesillusioneerd geraakt over relaties, hebben ze hoop gekoesterd die vervolgens weer in duigen viel; misschien geloven ze dat er met hen iets fundamenteel mis is, iets wat voor iedereen om hen heen onverdraaglijk was, iets waardoor ze zich anders voelen dan andere mensen. Degenen die jou voor het eerst opzoeken geloven misschien dat ze alleen staan met hun pijn. Hun is misschien altijd voorgehouden dat hun gevoelens onzinnig zijn, dat ze ermee moeten kappen en er wel overheen zullen komen. En nu wenden ze zich tot jou – een volkomen onbekende – en vragen zich af of ze je werkelijk kunnen vertrouwen. Jij bent de 'onbekende' en die onbekende heeft hen in het verleden pijn gedaan.

De emotionele positie van de therapeut

Het is al moeilijk genoeg om te lijden in het leven, maar het is nog moeilijker om alleen te lijden. Therapie betekent de bereidheid om ons lijden, onze tranen en zelfs onze momenten van hopeloosheid te delen met anderen. En wie zijn wij als therapeut dan om te verwachten dat dit een gemakkelijke opgave is voor iemand die altijd te horen heeft gekregen dat hij niet moest huilen, niet moest lijden? Hebben we recht op vertrouwen? Misschien wel niet.

Een van mijn cliënten leerde me deze les al jaren geleden. Ze had een verdrietige geschiedenis van suïcidepogingen, ziekenhuisopnames, kritiek van haar vader en aanhoudende vreugdeloosheid en wanhoop. In eerste instantie reikte ik haar mijn vele technieken en ideeën over veranderen aan, maar dan zei ze alleen maar: 'Je begrijpt het niet.' Dan opperde ik weer een andere techniek of nog meer positieve ideeën, maar kreeg ik dezelfde reactie.

Ik ging naar huis en dacht na over wat ze had gezegd. Ik besefte dat ze gelijk had: ik begreep het inderdaad niet. Ik keek terug op mijn leven en realiseerde me dat ik me nooit langer dan een paar weken gedeprimeerd had gevoeld, en nog nooit zo depressief als zij zich bijna elke dag voelde.

De volgende sessie verliep als volgt:

» *Bob*: Ik heb nagedacht over wat je zei en ik realiseerde me dat ik de hele tijd bezig was om mijn agenda op te dringen, dat er dingen zijn die je kunt doen om dingen te verbeteren. Je bleef maar zeggen dat ik het niet begreep. En ik bleef maar aandringen.
Cliënte: (keek me wantrouwig aan) Ja.
Bob: En toen besefte ik dat ik me mijn hele leven nog niet zo rot heb gevoeld als jij je elke dag voelt. Ik realiseerde me dat ik het wel probeerde te begrijpen, probeerde je te overtuigen, maar toen kreeg ik dat besef. Ik begrijp het niet.
Cliënte: Nu begrijp je het.

Deel II Het veranderen van emotieschema's

Hoofdstuk 16	Het herkennen en veranderen van theorieën over oorzaak en verandering – 79
Hoofdstuk 17	Adaptieve emotieregulatiestrategieën – 85
Hoofdstuk 18	Casusconceptualisatie – 89
Hoofdstuk 19	Expressie van emotie – 95
Hoofdstuk 20	Validering, zelfvalidering en zelfcompassie – 103
Hoofdstuk 21	Problematische strategieën voor het zoeken naar validering – 109
Hoofdstuk 22	Emoties zijn universeel – 113
Hoofdstuk 23	Schaamte en schuldgevoel – 117
Hoofdstuk 24	Emoties zijn niet blijvend – 121
Hoofdstuk 25	Escalatie en controle – 125
Hoofdstuk 26	Persoonlijke empowerment – 129
Hoofdstuk 27	Ambivalentie en complexiteit verdragen – 133
Hoofdstuk 28	Emoties in verband brengen met waarden – 139
Hoofdstuk 29	Interpersoonlijke emotieschema's – 143
Hoofdstuk 30	Onderzoek over emotieschema's – 147

Het herkennen en veranderen van theorieën over oorzaak en verandering

Emotie omschrijven – 80

Het doel van de cliënt in therapie – 81

Emoties: vaststaand feit of is er groei mogelijk – 81

De theorie over verandering van de cliënt – 81

© Bohn Stafleu van Loghum is een imprint van Springer Media B.V., onderdeel van Springer Nature 2020
R. L. Leahy, *Therapie volgens het emotieschemamodel*, https://doi.org/10.1007/978-90-368-2430-9_16

Het is een open deur dat cliënten vaak in therapie gaan met het doel om zich anders te gaan voelen. En de therapeut heeft vanzelfsprekend eigen opvattingen of theorieën over de manier waarop emoties kunnen worden veranderd – of over de vraag of het wel nodig is om ze te veranderen. Volgens het emotieschemamodel omvat de emotietheorie van de cliënt niet alleen zijn evaluaties en interpretaties van emoties en differentiatie daarin, maar ook overtuigingen over welke emoties moeten worden aangepakt, dus welke emoties de cliënt wil veranderen, de manier waarop die emoties worden omschreven en welke theorie over causaliteit en verandering de cliënt aanhangt.

Emotie omschrijven

Het eerste evaluatieniveau betreft de manier waarop emoties en ervaringen worden *omschreven*. Worden emoties beschreven in over-gegeneraliseerde of vage termen, bijvoorbeeld 'ik voel me van streek' of 'het was een moeilijke tijd'? Of worden emoties beschreven in specifiekere termen, bijvoorbeeld 'ik voelde me een beetje jaloers', en wordt er een beschrijving gegeven van de omstandigheden die de aanleiding waren, bijvoorbeeld 'toen het erop leek dat mijn partner met haar flirtte'? Het is wel informatief om te vermelden dat mindfulness-based cognitive therapy in eerste instantie werd ontwikkeld als een vorm van training in aandacht schenken, aangezien cliënten met een geschiedenis van terugkerende depressie vaak een 'over-generaliserende' manier van denken hadden (Segal et al. 2002). Mindfulness was een techniek bedoeld om cliënten te helpen zich te concentreren op de ervaring van het moment, in plaats van te generaliseren naar een abstractere manier te denken, en om die ervaring waar te nemen op een niet-oordelende manier, zonder te proberen de ervaringen meteen onder controle te krijgen. Als cliënten de specifieke woordenschat voor een emotie ontberen en niet verder komen dan bewoordingen als 'van streek' of 'onprettig', wordt het moeilijker om emoties van elkaar te differentiëren, de emoties in verband te brengen met specifieke situationele of cognitieve triggers en strategieën voor emotieregulatie te ontwikkelen. Iemand die een vage omschrijving geeft als 'ik voelde me van streek', ziet niet wat voor brede verscheidenheid van emoties en gedachten er met dat zeer algemene en vage gevoel gepaard kan gaan. Daarentegen geeft iemand die haar boosheid benoemt en zegt: 'Mijn baas negeerde het feit dat ik zo hard had gewerkt en bekritiseerde een klein detail' wél specifieke informatie over het gevoel, de trigger en, wellicht, een patroon van boosheid in verband met een gevoel genegeerd, gemarginaliseerd en afgewezen te worden. De therapeut kan die specificiteit benadrukken door bijvoorbeeld te vragen: 'Stel dat ik een foto of een filmpje zou maken van de situatie die jou van streek maakte, wat zouden we daar dan op zien?' Als er concrete details bekend zijn over wanneer, met wie er wat precies gebeurde en hoe de gebeurtenissen elkaar opvolgden, kunnen de cliënt en de therapeut de interactie evalueren tussen de specifieke kwetsbaarheden en cognities van de cliënt en specifieke gebeurtenissen die als triggers dienden. Het eerste analyseniveau is dus de mate waarin specifieke emoties worden beschreven, de intensiteit van die emoties wordt opgemerkt en er helderheid wordt verschaft over de situaties en cognities die aan de emoties voorafgaan of ermee gepaard gaan.

Het doel van de cliënt in therapie

Iets dat samenhangt met over-gegeneraliseerde beschrijvingen van emoties is het gebruik van over-gegeneraliseerde en vage omschrijvingen van het doel van de therapie. Blijkt er over-gegeneraliseerd denken uit de beschrijving van die doelen, 'mijn leven veranderen' bijvoorbeeld? Of worden er specifiekere doelen beschreven, zoals 'veranderen hoe ik op mijn partner reageer als ik van streek raak' of 'dit specifieke gedrag veranderen'? Het gevoel van cliënten overspoeld te worden door een emotie kan vaak worden herleid tot dit soort over-gegeneraliseerde en vage beschrijvingen van emoties en doelen. In therapie volgens het emotieschemamodel kan de therapeut de cliënt bijstaan met nauwkeuriger omschrijven van de specifieke emoties, de specifieke contexten van die emoties en de specifieke doelen voor verandering. Geschikte vragen daarvoor zijn: over welke specifieke emotie maak je je het meest zorgen? In welke situaties treedt die emotie het vaakst op? Geef eens een gedetailleerde omschrijving van zo'n situatie? Wat zou in verband met die emoties en gedragingen je doel zijn? Probeer je er helemaal vanaf te komen of is er een middenweg die ook nog aanvaardbaar voor je is? De cliënt die tot doel heeft om van alle negatieve emoties af te komen, in plaats van om de intensiteit, frequentie en invloed van negatieve emoties te verminderen, kan rekenen op frustratie en moedeloosheid.

Emoties: vaststaand feit of is er groei mogelijk

In samenhang met de beschrijvingen van emoties en de doelen voor verandering kan de therapeut ook onderzoeken of de cliënt tegen emoties aankijkt als 'vaststaand feit' of denkt dat 'groei' mogelijk is. Dweck (2006) opperde bijvoorbeeld dat mensen verschillen in de manier waarop ze aankijken tegen *vaardigheden*: sommigen geloven dat hun vaardigheden een vaststaand feit zijn, anderen geloven dat hun vaardigheden kunnen veranderen, dat wil zeggen, dat ze beschikken over het vermogen om te groeien. Dat soort opvattingen hebben cliënten ook vaak over hun eigen emoties of die van anderen: sommige cliënten denken dat emoties een vaststaand feit zijn en dat verandering niet mogelijk is. Bovendien worden emoties vaak gelijkgesteld aan het zelf, wat bijvoorbeeld blijkt uit uitspraken als 'ik ben een angstig iemand' of 'hij is een jaloerse man'. Die attributies over 'karaktereigenschappen' dragen nog extra bij aan het gevoel dat emoties vaststaan, onveranderlijk zijn. De persoon wordt daarmee gereduceerd tot zijn emotie, in plaats van dat ieder mens wordt gezien als iemand die in staat is tot een breed spectrum aan emoties die – afhankelijk van de context en de specifieke cognities van de persoon op dat moment – kunnen verschillen.

De theorie over verandering van de cliënt

Wat is de theorie van de cliënt over de juiste aanpak voor het veranderen van zijn emotie? Gelooft de cliënt dat het, om emoties te kunnen veranderen, noodzakelijk is om stil te staan bij het verleden, en zegt hij dingen als 'ik moet begrijpen hoe ik zo ben geworden' en 'wat mijn ouders me hebben aangedaan'. Focust de cliënt op biologisch determinisme, met uitspraken als 'het is erfelijk' of over 'chemische processen in de hersenen'? Gelooft de cliënt dat een externe gebeurtenis of iemand anders moet veranderen? Dergelijke theorieën over verandering kunnen de therapie in de weg staan. De therapeut kan de cliënt helpen met het onderzoeken van die overtuigingen en hoe ze flexibelere manieren van reageren in de weg kunnen staan.

Theorieën over de causaliteit van emotie kunnen worden onderverdeeld in theorieën over oorzaken op wat grotere afstand en theorieën over meer onmiddellijke oorzaken. Oorzaken op wat grotere afstand kunnen ervaringen uit de kindertijd zijn, erfelijkheid of traumatische gebeurtenissen of ervaringen uit het verleden. Oorzaken die actueler zijn – en soms als duurzamer van aard worden beschouwd – zijn bijvoorbeeld een biologische onbalans (chemie van de hersenen), de persoonlijkheid (borderlinepersoonlijkheid) of cognitieve stijl (pessimistisch). In tegenstelling tot die meer algemene en, in sommige gevallen, op grotere afstand gelegen 'oorzaken', kunnen cliënten hun emotie ook beschouwen als het gevolg van de actuele situatie zelf (mijn partner had kritiek op me), recente ervaringen (ik ben ontslagen), gedachten in de situatie (ik dacht dat hij me niet respecteerde), of zelfs de emotie zelf aanwijzen als een oorzaak (ik was angstig, daarom was ik van streek). Al die causale attributies hebben hun implicaties, niet alleen voor de theorieën over de oorzaak van een emotie, maar ook voor de theorieën over wat er moet veranderen. De cliënt kan zichzelf dingen afvragen zoals: moet ik de chemie van mijn hersenen veranderen door medicijnen te gaan gebruiken?; moet ik mijn persoonlijkheid veranderen?; moet ik veranderen hoe ik denk en me gedraag? Het lijkt een redelijke veronderstelling dat hoe groter de afstand tot de oorzaak van een emotie, zoals bij erfelijkheid, vroegkinderlijke ervaringen, een trauma uit het verleden, hoe minder vatbaar voor verandering de emotie is.

Beschrijvingen van emotie en theorieën over causaliteit hangen samen met overtuigingen over de manier waarop iemand een emotie in een actuele ervaring kan veranderen. Sommige cliënten nemen bijvoorbeeld de negatieve visie van hun ouders op emoties over en concluderen dat de beste manier van omgaan met de emotie bestaat uit het negeren ervan, of, zo mogelijk, het vermijden van situaties waarin de emotie optreedt. Anderen houden er misschien over-gegeneraliseerde ideeën op na over het veranderen van hun leven. Weer anderen geloven dat het verlichting zal bieden om te praten over het verleden, om op die manier, in hun eigen woorden, 'uit te zoeken hoe ik zo ben geworden' of diep verborgen of 'verdrongen' herinneringen bloot te leggen. En weer anderen betogen misschien dat ze pas kunnen veranderen als iemand anders verandert: 'de enige manier waarop ik me beter kan gaan voelen is als mijn vrouw haar gedrag verandert'. Al die theorieën over verandering hebben implicaties voor de manier waarop de cliënt reageert op welke vorm van cognitieve gedragstherapie dan ook, met inbegrip van therapie volgens het emotieschemamodel.

Er zijn ook cliënten die geloven dat ze eigenlijk niets zouden moeten hoeven veranderen, omdat ze het recht hebben zich zo te voelen als ze zich voelen, maar tegelijkertijd klagen ze wel over hun emoties en rumineren ze erover. Een mannelijke cliënt vertelde bijvoorbeeld dat hij van streek was wanneer zijn vrouw hem geen bevestiging gaf als hij van streek was. Hij stelde dat hij het recht had zich boos en gekwetst te voelen, maar vertelde tegelijk ook dat hij het gevoel had klem te zitten in die gevoelens en er in gedachten maar over bleef malen. Andere cliënten kunnen een catharsismodel over verandering aanhangen: 'ik moet al mijn emoties eruit gooien, ik moet ze uiten'. Cliënten die buitensporig veel bezig zijn met expressie en catharsis merken vaak dat ze steeds meer gegijzeld raken door hun negatieve emoties en dat ze tijdens contacten met vrienden die hen normaal gesproken steunen nu juist minder steun krijgen. Een voorbeeld is de vrouw die zich erover beklaagde dat haar man maar zelden belangstelling voor haar gevoelens toonde. Dit leidde ertoe dat ze hierover klaagde, waarbij ze ieder negatief gevoel dat ze had uitgebreid beschreef. Zijn reactie was dat hij zich overdonderd voelde en, doordat ze maar doorging met het uiten en ontladen van haar emoties, werd de afstand tussen hen alleen nog maar groter. Beide partners hielden er problematische overtuigingen over emoties op na. Die van haar luidden: 'ik moet alle gevoelens die ik heb uiten' en 'ik heb het nodig dat hij al mijn gevoelens begrijpt'. En die van hem dat zij zichzelf niet in de hand had en dat ze, als hij haar bevestiging zou geven, alleen maar door zou blijven gaan. Het onderwerp problematische overtuigingen over validering wordt in een later hoofdstuk nog besproken.

Sommige cliënten hebben adaptieve overtuigingen over verandering. De overtuiging 'ik kan mijn emoties veranderen door steun te zoeken' heeft bijvoorbeeld wel een zekere validiteit, in die zin dat een steunende relatie helpt om emoties tot bedaren te brengen. Dit geldt nog sterker als het vrienden en familieleden van de cliënt zijn die de emoties valideren. Echter, zoals het gedragstherapeutische interpersoonlijke model veronderstelt, voortdurende expressie van negativiteit die gepaard gaat met afwijzen van steun kan anderen juist vervreemden en daarmee leiden tot het isolement, de afwijzing en het gebrek aan steun die bijdragen aan depressie (Joiner 2000). Andere adaptieve veranderingsstrategieën, waar we verderop bij zullen stilstaan, zijn anders over dingen denken, accepteren wat kan worden geaccepteerd, probleemoplossing, doelen veranderen, compassie op jezelf richten, gedragsactivatie en het verbeteren van de communicatie met belangrijke anderen.

Adaptieve emotieregulatiestrategieën

Flexibiliteit in emotieregulatiestrategieën – 86

© Bohn Stafleu van Loghum is een imprint van Springer Media B.V., onderdeel van Springer Nature 2020
R. L. Leahy, *Therapie volgens het emotieschemamodel*, https://doi.org/10.1007/978-90-368-2430-9_17

Emotieschema's bevatten behalve de concepten behorend bij de interpretaties en evaluaties van emoties en de theorieën over de oorzaken van emoties, ook de strategieën voor het omgaan met emotie. In een eerder hoofdstuk beschreven we al enkele maladaptieve emotieregulatiestrategieën, zoals rumineren, piekeren over de toekomst, vermijding, geruststelling zoeken, alcohol- en drugsmisbruik, eetbuien en klagen. 'Maladaptief' is in mijn definitie elke strategie die iemand slechts tijdelijk verlichting biedt in zijn lijden en op langere termijn juist leidt tot meer stress. Alcoholmisbruik bijvoorbeeld kan vrij snel stressverminderend werken, maar draagt op langere termijn bij aan een groter risico op depressie, angst, slaapstoornissen, relatieconflicten, gezondheidsproblemen en andere aanzienlijke kosten. Toch kunnen mensen kiezen voor maladaptieve strategieën, omdat die strategieën hun negatieve emotionele arousal tijdelijk verlagen of omdat die strategie volgens hun onderliggende theorie over verandering wél helpt. Iemand die rumineert gaat zich daar bijvoorbeeld niet meteen beter door voelen, maar gebruikt rumineren toch als strategie omdat hij gelooft dat het een antwoord zal opleveren, het probleem erdoor wordt opgelost of dat rumineren bewijst dat hij verantwoordelijk bezig is en dingen serieus neemt.

Bovenstaande maladaptieve strategieën zijn gebaseerd op theorieën over verandering, bijvoorbeeld: de juiste manier om met een emotie om te gaan, is de emotie vermijden of zorgen dat je er onmiddellijk en helemaal vanaf komt. Een andere theorie zou kunnen luiden: als ik hierover pieker, kom ik erachter hoe het komt dat ik me zo rot voel en kan ik het probleem vervolgens oplossen. Een theorie over verandering die het gebruik van alcohol rechtvaardigt luidt: alcohol helpt me om te kalmeren en ik moet van dat gevoel af zien te komen, zodat ik me nu direct kan ontspannen. Iemand die zichzelf isoleert of vermijding als strategie kiest, baseert zich op de theorie: mijn emoties zijn een last voor andere mensen, dus ik kan ze maar beter ontlopen. Ook de onderliggende schema's over de evaluatie en het voorspellen van emotie dragen bij aan het gebruik van maladaptieve strategieën. De overtuiging: als ik mezelf toesta om dit gevoel te hebben, wordt het gevoel onbeheersbaar, zal het me overspoelen en gebeuren er vreselijke dingen, kan leiden tot een gevoel van urgentie, het idee dat je direct van het gevoel moet zien af te komen, met behulp van impulsief gedrag of middelenmisbruik. Dergelijke overtuigingen kunnen worden afgezet tegen overtuigingen zoals: emoties zijn tijdelijk; van emoties ga ik niet dood; ik kan een emotie accepteren; emoties maken me soms iets duidelijk over mijn behoeften en waarden; andere mensen hebben die gevoelens die ik heb ook; misschien is er een andere manier om naar de situatie te kijken, waardoor ik niet zo van streek raak. Die alternatieve strategieën kunnen aan de cliënt worden voorgelegd en de kosten en baten van iedere strategie kunnen worden bekeken.

Flexibiliteit in emotieregulatiestrategieën

Volgens het emotieschemamodel kan de cliënt beginnen met het ontwikkelen van nieuwe evaluaties en interpretaties van de emotionele ervaring en die vervolgens koppelen aan nieuwe manieren van omgaan met emotie. Zoals al eerder gezegd, kunnen meerdere CGT-modellen hierbij van nut zijn (Aldao en Nolen-Hoeksema 2010; Leahy et al. 2011).

Er is niet zoiets als één model voor emotieregulatie. Het overwegen van verschillende modellen levert flexibiliteit op, en de therapeut kan dan ook iets zeggen als: 'Het goede nieuws is dat er verschillende strategieën zijn die je kunt gebruiken op momenten dat je een verontrustende emotie hebt – onze taak is om uit te vinden welke daarvan goed werken voor jou. Verschillende strategieën werken voor verschillende mensen. Maar stel dat je je verdrietig en eenzaam voelt. Dan is er een aantal strategieën voor emotieregulatie die kunnen werken. Een van die strategieën is dat je jezelf activeert om bevredigende activiteiten te ondernemen: gedragsactivatie noemen we dat. Een andere strategie is dat je sociale steun zoekt bij en contact legt met andere mensen. Nog een andere strategie is dat je anders over dingen gaat denken. Misschien vat je dingen persoonlijk op, ben je aan het waarzeggen of voorspel je toekomstige rampen. Weer een andere strategie is dat je je gevoelens gewoon accepteert zoals ze op dit moment zijn, maar je daarnaast ook voorneemt om te handelen op grond van je waarden, door bijvoorbeeld gedrag te vertonen waardoor je leven meer betekenis krijgt en beter wordt. Nog een andere strategie is dat je mindfulnessmeditatie beoefent, om los te laten, waar te nemen en niet gegijzeld te worden door de gedachten en gevoelens van het moment. Weer een andere strategie is dat je anders over je emoties gaat denken, bijvoorbeeld door te beseffen dat andere mensen zich misschien wel net zo voelen als jij; door je eigen ervaring te normaliseren; en door te onderkennen dat emoties komen en gaan, dat je niet doodgaat door je emoties en dat je je emoties onder controle kunt houden door je aandacht te verplaatsen naar andere gedragingen en andere manieren van denken. Dus we kunnen nu een plan bedenken om verandering te brengen in de manier waarop je over emoties denkt en een paar nieuwe manieren uitproberen voor het omgaan met emoties wanneer die opkomen.'

Een manier om te bepalen welke strategieën kunnen helpen, is dat je bij de cliënt navraagt welke strategieën hij in het verleden weleens heeft gebruikt en toen als helpend heeft ervaren. De therapeut en de cliënt kunnen samen naar moeilijke emotionele ervaringen kijken van nu of uit het verleden, en onderzoeken welke strategieën hebben geholpen bij het omgaan daarmee. Een van mijn cliënten vertelde bijvoorbeeld dat het voor haar een helpende strategie was om eindelijk de deur uit te gaan en met vrienden af te spreken, wat aangaf dat sociale verbondenheid en steun haar ook in de toekomst zouden kunnen helpen. De therapeut kan beginnen met vragen stellen over hoe het kwam dat die strategie hielp. De hier beschreven cliënt besefte dat ze in staat was om veel validering te ontvangen, zich begrepen en geaccepteerd te voelen en de compassie te voelen die anderen voor haar uitten. Verder vertelde ze dat dit haar afleidde van het rumineren en haar deed beseffen dat er bevredigende dingen waren om te doen als het haar lukte om in actie te komen. Dankzij de ontvangen sociale steun merkte ze vervolgens dat het rumineren haar negatieve emoties in stand hield, dat ze door zich te isoleren zichzelf plezierige ervaringen ontzegde en dat ze zich beter voelde als ze bevestiging kreeg, compassie van anderen ervoer en plezierige dingen te doen had. Zo slaagden de therapeut en de cliënt erin om uitgaand van deze ervaring een actieplan te ontwikkelen dat bestond uit gedragsactivatie, metacognitieve therapie voor het rumineren, plannen maken voor sociale contacten en technieken uit de compassion-focused therapy gebruiken om aan te moedigen tot zelfcompassie. Net zoals eerder al werd beschreven voor de maladaptieve strategieën kan de therapeut ook vragen stellen over de voorspellingen die de cliënt zou doen over het gebruik van de alternatieve adaptieve strategieën. Verder kan de therapeut de cliënt aanmoedigen om bij andere mensen na te vragen welke van die adaptieve strategieën zij gebruiken en wat hun ervaring daarmee is. Soms ontdekt de cliënt dan dat andere mensen 'anders over dingen denken' (cognitieve herstructurering), 'bezig proberen te blijven' (gedragsactivatie) of 'voor zichzelf proberen te zorgen' (zelfbeloning en zelfcompassie). Naarmate de adaptieve strategieën worden genormaliseerd, worden andere mensen – van wie sommigen door de cliënt worden bewonderd – rolmodellen voor de cliënt voor adaptieve emotieregulatie. De cliënt kan andere mensen vragen naar hun gebruik van maladaptieve strategieën. De cliënt in het bovenstaande voorbeeld kan aan haar vrienden vragen: 'Als jij van streek bent over dingen, heb je dan weleens gemerkt dat jezelf isoleren en afsluiten voor activiteiten je helpt om van je slechte stemming af te komen?' Of: 'Heb jij weleens ervaren dat malen en piekeren over dingen je verder helpt?' Meestal zal de ander met verbazing reageren en iets zeggen als: 'Nee, van dat soort dingen ga je je juist slechter voelen.' Een man die in scheiding lag bijvoorbeeld vertelde een paar vrienden over zijn ervaring en kwam erachter dat sommigen van hen net als hij ook hadden gerumineerd – en zich daar alleen maar slechter door waren gaan voelen – maar dat anderen hadden ontdekt dat sociale steun zoeken, bezig blijven, je richten op het oplossen van problemen, voor de kinderen zorgen en uiteindelijk ook met andere vrouwen gaan daten strategieën waren die wél hielpen.

Casusconceptualisatie

Een schema voor de casusconceptualisatie – 92

Aan de hand van het emotieschemamodel wordt een conceptualisatie van de emotionele ervaring van de cliënt gemaakt. Die conceptualisatie omvat een evaluatie over de samenhang van de emoties van de cliënt met moeilijkheden waarmee de mens in de loop van de evolutie werd geconfronteerd (zoals angst en vrees in verband met bedreigingen van de kant van onbekenden, wilde dieren, besmetting), met zijn emotionele socialisatie (de manier waarop de ouders en anderen in de omgeving vroeger reageerden op de emoties van de cliënt), met het steunende netwerk van de cliënt in zijn huidige leven (de manier waarop de partner en vrienden van de cliënt reageren op zijn emoties), met de 'taxonomie' die de cliënt voor zichzelf heeft ontwikkeld over acceptabele en niet-acceptabele emoties, problematische en adaptieve strategieën en met zijn emotieschema's (beoordelingen, verklaringen en theorieën over de oorzaken van emoties); en met de gevolgen van die beoordelingen en copingstrategieën. Een belangrijk onderdeel van de casusconceptualisatie is de geschiedenis van de cliënt wat betreft emoties in belangrijke relaties, die begint met ervaringen met gehechtheid, geleden verliezen in relaties en de manier waarop in de kindertijd van de cliënt emoties werden geuit, gevalideerd en gereguleerd.

We bekijken nu een casusconceptualisatie van gevoelens van jaloezie bij een gehuwde man (André) met drie kinderen, die zich zorgen maakte over de reizen die zijn vrouw maakte voor haar werk; hij vreesde dat ze tijdens die reizen in de verleiding zou komen om hem ontrouw te zijn. Aanvankelijk vertelde hij over zijn problemen met die jaloezie. Hij beschreef dat hij zijn vrouw vaak 'ondervroeg' en naar 'signalen' zocht (of ze kleding droeg die haar extra aantrekkelijk maakte bijvoorbeeld), dat hij het navigatiesysteem in haar auto controleerde om te achterhalen waar ze allemaal naartoe reed, haar volgde naar de sportschool en daar buiten opwachtte, en probeerde haar e-mails en berichtjes op haar telefoon te checken. Als hij die dingen niet deed, reageerde hij door te mokken en zich terug te trekken. Hij beschouwde die gedragingen als hulpmiddel om aan informatie te komen en hoopte dat hij, mocht zijn vrouw hem inderdaad ontrouw worden, daar dan in elk geval niet door verrast zou worden. Zijn jaloezie omvatte diverse andere emoties: angst, verdriet, hopeloosheid, hulpeloosheid, woede en verwarring. Hij vertelde hoe hij urenlang bezig was met piekeren over de toekomst en rumineren over wat er misschien gaande was. We benoemden zijn automatische gedachten: gedachten lezen (ze vindt haar baas leuk), personaliseren (ze is me zat omdat ik saai ben), waarzeggen (ze zal een verhouding beginnen), en catastroferen (als ze een verhouding heeft, gaat alles kapot en is mijn leven niets meer waard). Ook over zijn jaloezie had hij overtuigingen, over de langdurigheid ervan (mijn jaloezie gaat nooit over), de controle erover (ik heb geen controle meer over mijn jaloezie, en: ik moet van die jaloezie zien af te komen), een simplistische kijk op emotie (ik zou me óf goed óf slecht moeten voelen – ik kan die gemengde gevoelens over mijn vrouw niet verdragen), gebrek aan normalisering (andere mensen voelen zich niet zo), onbegrijpelijkheid (ik begrijp niet waarom ik me zo rot voel) en een lage acceptatie (ik kan die gevoelens niet accepteren). Aan het begin van de therapie voelde hij zich hopeloos en zelfs suïcidaal, maar hij wilde wel proberen of het hem misschien kon helpen om hier samen aan te werken.

Andrés ontwikkelingsgeschiedenis wierp wel enig licht op de oorzaken van zijn wantrouwen. Hij vertelde dat zijn vader, steunpilaar van de gemeenschap, zijn moeder vele jaren achtereen had bedrogen. André kwam hier pas achter toen hij in de twintig was en zijn broer het hem vertelde. André was boos op zijn vader, die nog steeds bij zijn moeder woonde, maar ook op zijn broer, die de waarheid voor hem had achtergehouden. Hij vond dat zijn moeder was vernederd en dacht dat iedereen dat had geweten behalve hijzelf en zijn moeder. Hij beschreef zijn eigen geschiedenis met Betty, zijn vrouw. De eerste paar jaar van zijn relatie met haar, toen hij en zijn vrouw in de twintig waren, was er sprake geweest van een knipperlichtrelatie. André had toen zelf een verhouding gehad en overwogen om het uit te maken met Betty. Uiteindelijk trouwden ze toch, stichtten een gezin en voelde hij zich redelijk veilig in de relatie, totdat Betty een baan kreeg waarvoor ze moest reizen.

Om André kennis te laten maken met het emotieschemamodel stelde ik voor dat we zouden proberen een beeld te vormen van het grotere plaatje van wat er allemaal speelde. Ik gaf hem uitleg over de evolutionaire waarde van jaloezie en specifiek seksuele jaloezie voor de man. En ik wees hem erop dat de ervaring dat hij als kind voor de gek was gehouden en de geschiedenis van de ontrouw van zijn vader de grondslag hadden gelegd voor zijn eigen overtuigingen over vertrouwen in de relatie met zijn vrouw. Ik vertelde dat jaloezie een universele emotie is, die sterk is gekoppeld aan de door hem gekoesterde waarden van trouw en het gezinsleven, dat de jaloezie een uiting was van het feit dat hij, zoals hij het zag, probeerde zijn 'belangen' te verdedigen en dat het complete repertoire aan 'veiligheidsgedragingen' dat hij vertoonde daarbij hoorde: het ondervragen, controleren, volgen en uittesten. We onderzochten de kosten en baten van die veiligheidsgedragingen en André erkende dat hij dacht dat die gedragingen hem een veiliger gevoel gaven, maar dat ze in werkelijkheid zijn obsessie met de jaloezie juist in stand hielden. We bekeken hoe hij het idee dat hij de veiligheidsgedragingen nodig had kon toetsen door te experimenteren met het achterwege laten ervan, en vervolgens te bekijken of zijn jaloezie daar de komende weken door zou verergeren. Zoals verwacht werd de jaloezie in eerste instantie inderdaad heviger, maar nam die in de twee daaropvolgende weken af. Vervolgens werkten we aan het beter gaan begrijpen van zijn jaloezie, door zijn gevoelens in verband te brengen met het gezin waarin hij was opgegroeid, zijn stilzwijgende aanname dat je in een huwelijk degene op wie je bouwt niet kunt vertrouwen, zijn overtuigingen over dat elk gebaar van vriendelijkheid van zijn vrouw aanleiding gaf tot wantrouwen. We stonden stil bij het feit dat er in goede relaties vaak sprake is van ambivalentie, net als bij hemzelf ten opzichte van zijn vrouw, en dat er bij haar dus misschien ook wel wat ambivalentie was tegenover hem. We normaliseerden die ambivalentie door samen naar aanwijzingen te zoeken dat er zelfs tussen oude en heel goede vrienden ambivalentie kan spelen. We bespraken de voordelen van het accepteren van een zekere mate van jaloerse gevoelens, maar tegelijk te onderkennen dat het niet nodig is om naar die gevoelens te handelen. Ik gaf hem de opdracht een 'jaloeziemoment' te kiezen: hij zou zich elke dag twintig minuten lang concentreren op zijn jaloezie. In die tijd zou hij zich afvragen of zijn jaloerse bezorgdheid productief was en tot nuttige actie kon leiden die zijn huwelijk beter maakte of hem de zekerheid gaf waarnaar hij zo verlangde. Daarna werkten we aan de voordelen van het accepteren van jaloerse gevoelens terwijl we tegelijk nadachten over positieve gedragingen tegenover zijn vrouw en kinderen, dus handelen op een manier die tegengesteld was aan zijn emotie. Verder toetsten we nog de overtuiging dat hij van zijn jaloezie moest zien af te komen; daarvoor herhaalde hij tijdens het jaloeziemoment tweehonderd keer de gevreesde gedachte (mijn

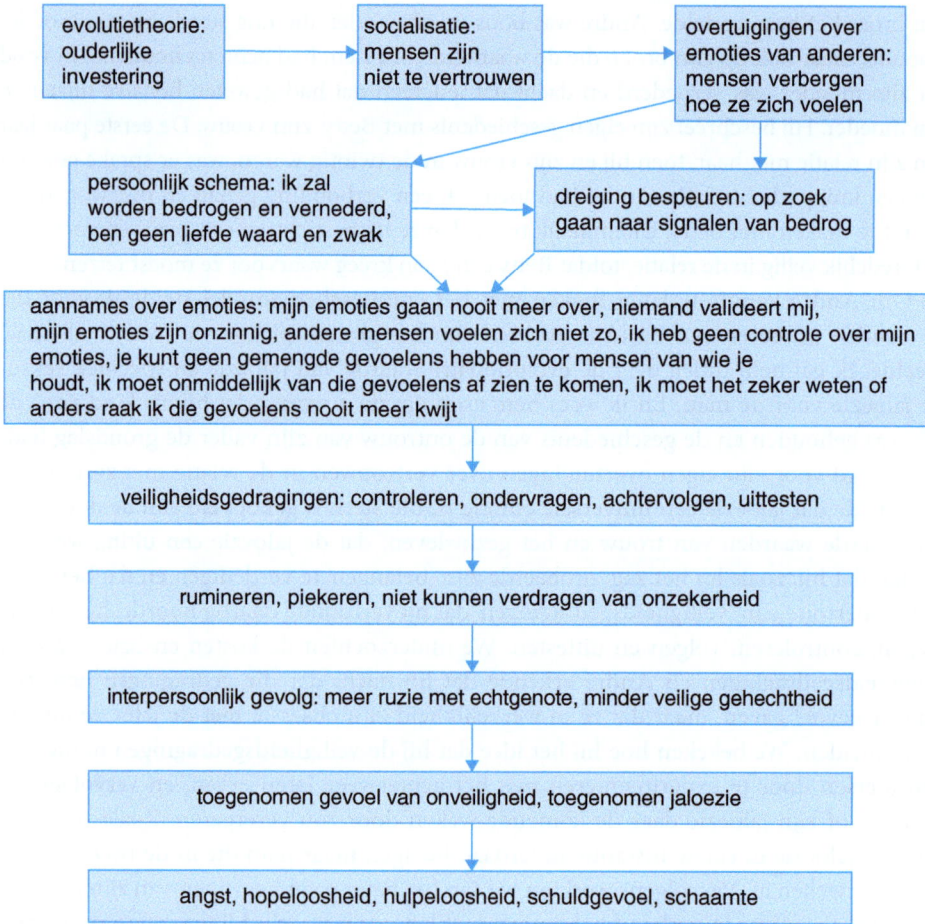

 Figuur 18.1   Casusconceptualisatie van jaloezie

vrouw bedriegt me misschien wel). Door dit te doen past hij de 'vervelingstechniek' toe, waarbij iemand net zo vaak een gedachte of gevoel oproept tot hij eraan gewend is. Vervolgens onderzochten we hoe hij zou reageren als zijn vrouw gevoelens van jaloezie zou laten blijken over het feit dat hij samenwerkte met jonge aantrekkelijke vrouwelijke collega's. Dit was zeer nuttig doordat het aantoonde dat iedereen wel aanleiding heeft tot jaloezie, ook als er helemaal niets verkeerds gebeurt.

Een schema voor de casusconceptualisatie

In fig. 18.1 geef ik een schematische weergave voor een casusconceptualisatie over de cliënt in het bovenstaande voorbeeld. Al naar gelang de relevante emotieschema's en gebruikte strategieën kan dat schema er natuurlijk anders uitzien. Voor een gedetailleerdere beschrijving van de toepassing van het emotieschemamodel voor casusconceptualisatie verwijs ik naar Leahy 2015 en 2018.

De waarde van een casusconceptualisatie is dat elk item in de conceptualisatie overeenkomt met een mogelijke interventie. In het voorgaande hebben we de stappen bij het maken van die conceptualisatie beschreven, waarbij de cliënt kennismaakte met het theoretische model, emoties in verband werden gebracht met evolutionaire processen die de emotie kunnen normaliseren en universeel maken, er een verband werd gelegd tussen de huidige emotionele problemen en de geschiedenis in de kindertijd met andere ervaringen, de relevante schema's over zelf en ander werden benoemd in termen van persoonlijke kwaliteiten en emotionele ervaring, maladaptieve copingstrategieën werden benoemd, die strategieën in verband werden gebracht met de aannames of schema's over emotie en werd geïllustreerd hoe die overtuigingen en strategieën de moeilijkheid die de cliënt ervaart in stand houden.

Expressie van emotie

Wanneer expressie uitmondt in ruminieren en ventileren – 96

Sociaal intelligente expressie – 98

Onvermogen om zich te uiten – 100

© Bohn Stafleu van Loghum is een imprint van Springer Media B.V., onderdeel van Springer Nature 2020
R. L. Leahy, *Therapie volgens het emotieschemamodel*, https://doi.org/10.1007/978-90-368-2430-9_19

De therapeut en de cliënt kunnen de overtuigingen van de cliënt evalueren over de vraag wanneer, hoe, en of emoties kunnen worden geuit. Gelooft de cliënt bijvoorbeeld in *catharsis* – het idee dat alle emoties in hun volle intensiteit moeten worden geuit? Of gelooft de cliënt juist dat door emoties te uiten een 'beerput' opengaat, met nog meer ontregeling tot gevolg? Cliënten die in catharsis geloven, beschouwen emoties als werkend volgens een hydraulisch model, een visie die sterk lijkt op die van een psychodynamisch psychotherapeut. De onderliggende aanname van dit model is dat door er simpelweg voor te zorgen dat emoties 'eruit komen' de spanning wordt verlicht die het gevolg is van het onderdrukken van die emoties, en dat die verlichting van de druk vervolgens leidt tot een vermindering van de angst. Cliënten die deze overtuiging aanhangen zeggen vaak dingen als: ik moet mijn hart luchten; ik moet me uiten, of: ik moet eens een flink potje huilen.

Onderzoek over schriftelijke expressie van emoties lijkt uit te wijzen dat expressie mogelijk wel stressverminderend werkt, de lichamelijke gezondheid verbetert en depressie vermindert. Uit een meta-analyse over studies naar expressief schrijven bleek dat het opschrijven van gedachten en gevoelens over emotionele ervaringen aanzienlijke positieve effecten had op de lichamelijke gezondheid en het psychische welbevinden van de deelnemers (Frattaroli 2006). Wat hierbij het specifieke veranderingsmechanisme is, blijft echter onduidelijk, al zou de meest relevante verklaring heel goed een exposuremodel kunnen zijn, waarbij alleen al de exposure aan het uiten en ervaren van emotie een heilzaam effect heeft. Hoewel expressief schrijven onder bepaalde omstandigheden dus kan helpen stress te verminderen, is het niet simpelweg de expressie of de verlichting van spanning die helpt, maar eerder het vermogen van de betrokkene om zijn gedachten en gevoelens te uiten (of op te schrijven) en er op die manier meer van te begrijpen (Ullrich en Lutgendorf 2002; Pennebaker 1997). In de studies over expressief schrijven, schrijven de deelnemers herinneringen aan belangrijke gebeurtenissen meestal op, in plaats van ze direct met iemand anders te delen. Hoewel het uiten van emotie in dit 'privé-format' in sommige omstandigheden zou kunnen helpen, is het mogelijk dat het op een interpersoonlijke manier uiten van emoties gemengde resultaten heeft. De interpersoonlijke theorie over depressie van Joiner zegt bijvoorbeeld dat mensen die een groter risico lopen op het ontwikkelen van een depressie negatieve emoties uiten bij vrienden en familieleden, die ertoe kunnen leiden dat mensen advies of steun proberen te geven. In sommige gevallen wijst de betrokkene die steun echter af en uit in plaats daarvan nog meer negatieve emoties – waarna hij de aangeboden steun opnieuw afwijst. Die feedback-lus van negativiteit uiten en steun afwijzen leidt er uiteindelijk toe dat familieleden en vrienden de klagende persoon gaan afwijzen, en dat leidt weer tot het ontstaan of voortduren van depressieve episodes (Hames et al. 2013).

Wanneer expressie uitmondt in rumineren en ventileren

Richard was een intelligente, aardige man die in gezelschap van zijn vrienden vaak hardop zijn zorgen ventileerde. Zijn vrienden probeerden hem te steunen, gaven hem bevestiging en probeerden hem advies te geven: dat hij de dingen misschien iets minder somber kon inzien, dat het misschien niet zo erg was als hij dacht, en ze opperden dingen die hij kon doen om zijn situatie te verbeteren. Richard luisterde wel naar hen, maar ging vervolgens door met klagen en gaf vaak uitgebreide klaagzangen ten beste over hoe erg het wel niet met hem gesteld was. Dat gedrag van hem leidde ertoe dat sommige vrienden hem minder vaak opzochten. Sommigen bekritiseerden zijn negativiteit en sommigen verbraken het contact met hem. Dit droeg weer bij aan zijn eenzaamheid, zijn gevoel dat hij een last was voor anderen en zijn gevoel niet begrepen te worden en dat niemand om hem gaf. Een andere cliënte, Martha, was achter in de zestig en was al bijna veertig jaar in psychodynamische therapie, met soms wel vier sessies per week. Haar emotie-expressie bestond vaak uit een aanhoudende klaagzang dat mensen haar in de steek lieten, hoe rot ze zich voelde en dat haar partner niet de juiste persoon was voor haar. Ze was de therapiesessies als een ventileermoment gaan beschouwen, een mogelijkheid om de ene na de andere negatieve emotie of herinnering te uiten, met vaak als resultaat dat ze geloofde dat er niets zou verbeteren en dat de dingen net zo erg waren als ze dacht. Door die ruminatieve manier van klachten uiten waren de gevoelens van haar huidige partner voor Martha bekoeld, net zoals in het verleden ook was gebeurd bij andere mannen. In hun beleving had Martha wel enkele positieve eigenschappen, maar leek ze gevangen te zitten in haar ruminatieve expressie. Toen Martha besloot cognitieve gedragstherapie te proberen, merkte ze tot haar verbazing dat deze therapie zeker wel enige ruimte gaf voor expressie en klagen, maar daarnaast ook ging over de vraag hoe gedachten, gevoelens en gedrag wellicht kunnen veranderen. In therapie volgens het emotieschemamodel helpt de therapeut cliënten te begrijpen dat een zekere mate van expressie behulpzaam kan zijn, al is het alleen maar om begrepen te worden, maar dat voortdurende ruminatieve expressiviteit hen gevangen kan houden in een buitensporige focus op het negatieve, dat mensen die hen kunnen steunen hierdoor afstand van hen kunnen gaan nemen en dat het een ruminatieve cognitieve stijl in stand kan houden.

Een veelvoorkomend probleem met expressie dat we bij sommige mensen zien optreden is de intensiteit van de expressie. Sommige cliënten geloven bijvoorbeeld dat ze hun emoties moeten uitvergroten om anderen te laten begrijpen wat ze voelen. Een van mijn cliënten maakte tijdens het uiten van zijn negativiteit letterlijk kreunende geluiden en joeg zijn vrouw daar vaak schrik mee aan, die zich onthutst en overweldigd voelde door zijn intensiteit. Hij vertelde dat hij soms zelfs kronkelend over de vloer kroop, waarbij hij onsamenhangende zinnen kreunde en het uitschreeuwde van de pijn. Die toestand van gegijzeld zijn door zijn emoties verergerde de intensiteit van zijn negativiteit nog en maakte het bijna onmogelijk om de technieken die in de therapie werden besproken te gebruiken. Deze man hield er klaarblijkelijk een impliciete 'regel' op na over het uiten of tonen van emoties: maak de expressie intenser, zodat je je gevoelens er echt uit kunt gooien. Hij beschreef zichzelf als iemand die wat betreft het uiten van emoties over slechts twee standen beschikte: aan of uit, terwijl de therapeut tijdens bijna alle sessies wel degelijk een compleet spectrum van intensiteit van emotie bij hem zag, variërend van mild tot extreem. Zijn dichotome visie op expressie droeg bij aan zijn emotionele ontregeling, doordat het kreunen, schreeuwen en de overdreven schrilheid in zijn stem er bij hem alleen maar toe leidden dat er nog meer emoties loskwamen en hij zichzelf nog slechter in de hand had. Zijn geloof in een 'aan-uit'-benadering van expressie, intense expressie of helemaal geen expressie, werd een onderwerp om in de therapie aan te werken. Toen hij de kosten en baten van de intensiteit van zijn expressie ging onderzoeken, werd het hem geleidelijk aan duidelijker dat het dramatische vertoon, de escalatie en de intense expressie alleen maar bijdroegen aan zijn gevoel van hulpeloosheid en echtelijke onmin. Eenmaal in een toestand van intense emotionele expressie was hij niet meer in staat om verdere escalatie af te remmen en had hij vaak het gevoel dat hij een beslissend punt had bereikt waarop het niet meer lukte om zijn gedrag bij te stellen. Het lukte hem om de intensiteit van zijn expressie te verminderen door in een eerder stadium grip te krijgen op de intensiteit, mindful afstand te nemen, te proberen de dingen meer in proportie te bekijken, en doordat de therapeut hem herinnerde aan datgene wat ze hadden besproken.

Sociaal intelligente expressie

De therapeut kan de cliënt vragen bij wie en in welke omstandigheden hij emoties uit. Een van de aspecten van emotionele intelligentie is bijvoorbeeld dat mensen begrijpen welke verschillende uitingen of vormen van emotie tonen in bepaalde contexten gepast zijn. Sommige cliënten zien maar moeilijk in dat uitingen van intense emotie of van bepaalde categorieën emoties niet welkom zijn in een werkomgeving en dat er verschillende contexten zijn waar verschillende emoties en verschillende stijlen van expressie gepast zijn. Hoewel het acceptabel kan zijn om bepaalde emoties of bepaalde niveaus van intensiteit te delen met je partner of goede vrienden, kan het nadelig uitpakken om dat bij andere mensen te doen. Het uiten van vijandige en boze gevoelens op het werk bijvoorbeeld kan leiden tot disciplinaire maatregelen of een vijandige werkomgeving. Of, een ander voorbeeld, het uiten van seksuele gevoelens jegens een collega of ondergeschikte kan leiden tot een rechtszaak wegens seksuele intimidatie. Sommige mensen geloven interessant genoeg dat ze binnen een huwelijk al hun gevoelens moeten kunnen uiten: mag ik me thuis dan niet helemaal mezelf voelen en al mijn gevoelens uiten? Dat geloof in 'emotioneel in je recht staan' komen we vaak tegen in relatietherapie; de ene partner gelooft dat hij thuis 'wél alle vuile was mag buiten hangen' en dat de ander dat maar heeft te accepteren.

In een bespreking van het onderwerp emotie-expressie wordt vaak onderscheid gemaakt tussen wat wordt geuit, de intensiteit van de expressie, de stijl van de expressie, de duur van de expressie, het 'publiek' dat er getuige van is, de sociale context, de reactie van anderen en de reactie van de betrokkene op feedback. De inhoud van de expressie – datgene wat wordt geuit – is vaak een belangrijk aspect dat de reactie van anderen op de expressie bepaalt. Een voorbeeld: twee mannen, collega's van elkaar, zitten in een restaurant en een van hen begint, met veel beeldende details, te praten over zijn ervaringen met en gevoelens over zijn seksuele verhouding met een getrouwde vrouw. De oudere collega zegt dat hij zich niet op zijn gemak voelt bij dit gesprek en stelt voor om van onderwerp te veranderen. Maar in plaats van in te zien dat dit geen gepast onderwerp is om met zijn collega te bespreken zegt de jongere collega: 'Je wordt blijkbaar zenuwachtig van dit onderwerp', waarmee hij suggereert dat zijn oudere collega een probleem heeft met geremdheid. Bij de oudere collega versterkte dat alleen maar het standpunt dat de ander niet professioneel en onvolwassen was en niet iemand met wie hij verder nog wilde omgaan.

Wat betreft de intensiteit van de expressie: zoals eerder al besproken, zijn in therapie volgens het emotieschemamodel belangrijke behandeldoelen dat mensen gaan herkennen hoe de intensiteit door anderen wordt waargenomen of hoe het activeren tot meer intensiteit kan leiden tot nog verdere ontregeling. De therapeut kan de cliënt helpen om te onderkennen dat een groot deel van de relevante inhoud van de expressie kan worden geuit zonder de overmatig dramatische intensiteit die het zicht op de inhoud juist kan vertroebelen, wanneer de luisteraar reageert op de intensiteit in plaats van op de inhoud van wat er wordt gezegd. Een ander aspect is de langdurigheid van de expressie: sommige mensen nemen hier uitgebreid de tijd voor zonder de luisteraar de gelegenheid te geven om te reageren. Die neiging om 'alle ruimte in te nemen' leidt vaak tot afstand tussen de luisteraar en degene die zich hieraan bezondigt. De therapeut kan dan helpen door de cliënt erop te wijzen dat langdurige expressie van emoties er vaak toe leidt dat je de luisteraar kwijtraakt en dat je effectiever kunt zijn door te 'redigeren' wat je zegt en om feedback te vragen. Het minder langdurig maken van de expressie kan ook helpen om de communicatie een interactiever en minder egocentrisch karakter te geven. Ook dat zijn behandeldoelen in therapie volgens het emotieschemamodel.

Verder speelt de luisteraar of het 'publiek' ook een belangrijke rol bij vaardige communicatie. Een cliënte vertelde bijvoorbeeld dat ze vaak bij haar collega's klaagde over de werkomgeving en zelfs ook over andere collega's. Hierdoor kreeg ze op haar werk de reputatie een zeurpiet te zijn, en iemand die achter je rug over je roddelde, met als gevolg dat haar positie op kantoor nog verder werd gemarginaliseerd. Het feit dat ze niet op haar woorden lette en zich niet bewust was van tegen wie ze het had, in combinatie met haar naïeve geloof dat alles wat ze zei vertrouwelijk zou blijven, werd een belangrijk gespreksonderwerp voor de therapie. Daardoor ging ze beseffen dat de situatie dat ze buitengesloten werd op haar werk grotendeels het gevolg was van het feit dat ze klaagde tegen de verkeerde mensen, en werd ze zich ervan bewust hoeveel werk ze zou moeten verzetten om het vertrouwen van haar collega's terug te winnen. Goed inschatten van de sociale context voor expressie is dan ook een belangrijk aspect van de emotionele intelligentie bij communicatie. De man die expliciete details over zijn seksleven vertelde bijvoorbeeld, ondermijnde daarmee zijn reputatie en werd nu afgewezen door een oudere collega in een gezagspositie. Andere voorbeelden van niet goed inschatten van de sociale context zijn dat je een onbekende buitensporig veel over jezelf vertelt of met oppervlakkige kennissen of collega's praat over details of gevoelens uit je privéleven waardoor zij zich te ongemakkelijk gaan voelen. Cliënten die tijdens een eerste ontmoeting met een onbekende bijvoorbeeld vertellen over hun achtergrond van ernstige psychische problemen zijn achteraf vaak verbaasd dat die ander vervolgens terugdeinst voor verder contact met hen. De stilzwijgende aanname bij een eerste ontmoeting tussen mensen is dat ze proberen grip te houden op de indruk die de ander van hen krijgt, door hun beste beentje voor te zetten. De persoon die tijdens een eerste ontmoeting vertelt over ernstige problemen, moeilijkheden in relaties of onopgeloste crises kan anderen laten denken: als dit diegene op zijn best is, wat komt er dan nog meer? In therapie volgens het emotieschemamodel helpt de therapeut de cliënt te onderkennen dat het bij intermenselijke communicatie hoort dat mensen zich een indruk van je vormen, en dat wat je zegt en hoe je iets zegt vaak invloed heeft op de manier waarop anderen je beoordelen.

Tactvol zijn, communicatief vaardig zijn, weten wie je tegenover je hebt en onderkennen dat anderen misschien niet 'klaar' zijn voor of 'geïnteresseerd' in datgene wat je hun wilt vertellen, zijn belangrijke aspecten van het aspect expressie van de emotionele intelligentie. De therapeut kan de cliënt vragen om na te denken over de indruk die anderen misschien krijgen door wat hij zegt: 'Stel dat jij in het hoofd van je collega zat die naar je luistert, wat denk je dan dat hij zou denken of voelen?' Verder kan de therapeut vragen stellen als: wat zou je graag willen dat hij over je denkt of voelt?; in wat voor opzicht denk je dat deze uiting je heeft geholpen om je doel te bereiken? Ten slotte nog dit: nadat cliënten hun gedachten en gevoelens hebben gedeeld, krijgen ze vaak feedback van anderen, en de manier waarop ze op die feedback reageren kan de relatie met de ander ondermijnen. Een voorbeeld is de vrouw die vaak intense, dramatische emoties uitte en tegen haar moeder schreeuwde en haar verbaal aanviel. Toen haar moeder tegen haar zei dat ze wel van haar hield, maar dat het geschreeuw en de beledigingen haar te veel werden, ging de dochter alleen maar door met schreeuwen: 'Je houdt niet van me!' Door die stijl van mensen aanvallen die haar feedback gaven, vervreemdde ze haar familie en vrienden nog meer van zich en dat droeg weer bij aan haar gevoel dat niemand van haar hield. De therapeut vroeg haar om zich voor te stellen hoe het zou zijn om in haar moeders schoenen te staan, en hoe het zou zijn als er tegen je geschreeuwd wordt. Dat leidde tot een verder gesprek over 'op een respectvolle manier praten' over wat je voelt in 'ik-boodschappen', in plaats van dramatisch te schreeuwen over je gevoelens. In plaats van expressie simpelweg te bekijken in termen van 'druk van de ketel halen' of 'catharsis', is het belangrijk om de interpersoonlijke context en de gevolgen van de expressie te onderkennen. In therapie volgens het emotieschemamodel onderzoekt de therapeut samen met de cliënt zijn of haar kennis van en overtuigingen over elk van deze aspecten van expressie, en helpt hij of zij de cliënt met het onderzoeken van de gevolgen van specifieke uitingen op specifieke momenten in specifieke contexten met specifieke mensen. Overtuigingen over in je recht staan om je te uiten zijn daarbij ook relevant, aangezien sommige cliënten geloven dat ze altijd maar moeten kunnen uiten wat ze voelen. Dat idee over er recht op hebben om je te uiten kan worden onderzocht in termen van de vraag hoe dat in de werkelijkheid uitpakt, door voorbeelden van recht hebben op expressie op een rij te zetten, de gevolgen daarvan te bekijken, de redenering achter het idee van in je recht staan en de manier waarop anderen tegen de expressie aankijken. Als je cliënten vraagt erover na te denken hoe ze zich zelf zouden voelen als hun partner zou vinden dat hij er recht op had om al zijn negatieve gevoelens te uiten, levert dat vaak nuttige informatie op. Deze techniek waarbij cliënten worden geconfronteerd met hun dubbele standaard op dit vlak kan helpen bij het afzwakken van de egocentrische bias in expressiviteit die is gebaseerd op ideeën over in je recht staan.

Onvermogen om zich te uiten

Tegenover de expressiviteit van mensen die geloven dat ze er recht op hebben om hun emoties te uiten en expressiviteit die buitensporige vormen aanneemt staat het onvermogen van andere mensen om emoties te uiten of het gebrek aan bereidheid om dat te doen. Die geremde expressiviteit kan het gevolg zijn van overtuigingen over het toelaten, ervaren en uiten van emoties, gepaard aan bezorgdheid dat je de emoties niet meer onder controle kunt houden, dat ze nooit meer overgaan, dat anderen vinden dat je strenger voor jezelf moet zijn of dat het uiten van emoties leidt tot blootleggen van beschamende en ongewenste gevoelens. Een mannelijke cliënt vertelde bijvoorbeeld dat hij geloofde dat hij door zijn emoties toe te laten en te uiten 'een beerput' zou openmaken, waarmee hij suggereerde dat zijn innerlijke leven walgelijk en beschamend was. Een andere cliënt vertelde dat als ze haar gevoelens uitte, de therapeut negatiever over haar zou gaan denken en haar zwak zou vinden. Een andere man zei: 'Wat heeft het voor nut om je gevoelens te uiten?' Hij herinnerde zich dat je in het gezin waarin hij was opgegroeid werd uitgelachen als je over je emoties sprak. In zijn woorden: 'Mensen gebruiken het tegen je.'

Dergelijke overtuigingen over emotie-expressie kunnen vaak in verband worden gebracht met ervaringen als kind in het gezin van herkomst, waar expressie aan banden werd gelegd door middel van intimidatie en vernedering. De man die zei dat het tegen je gebruikt wordt als je je emoties uit, beschreef hoe iedere poging om te praten over kwetsbare emoties er bij hem in het gezin toe leidde dat je werd uitgelachen, en dat zijn vader en broer hem tot mikpunt van hun grappen maakten. Emoties uiten werd beschouwd als een teken van zwakte, als een teken dat je 'geen echte vent' was, en als een trigger om je te mogen vernederen. Als gevolg daarvan ontwikkelde hij andere negatieve schema's over emotie, zoals de overtuiging dat emoties iets zijn om je voor te schamen; dat emoties onzinnig zijn; dat anderen dergelijke gevoelens niet hebben; en dat hij geen bevestiging voor zijn emoties zou krijgen. Behalve die negatieve schema's had hij er ook moeite mee zijn emoties te herkennen en te benoemen en was hij in verwarring over 'wat hij nu echt voelde' voor zijn vriendin. Doordat hij geen toegang had tot zijn emotionele ervaring en moeite had zijn emoties te benoemen en te erkennen, had hij veel moeite met het nemen van beslissingen. Het lukte hem maar niet om erachter te komen hoe hij zich 'echt voelde' of wat zijn 'instinct' hem vertelde.

De therapeut kan de cliënt ten slotte nog helpen met het ontwikkelen van meer adaptieve stijlen van expressie, zodat de cliënt andere mensen niet van zich vervreemdt. Onderdeel daarvan zijn richtlijnen voor het 'redigeren' van wat je zegt, zodat je anderen niet overweldigt, het praten over adaptieve strategieën die je kunt gebruiken als je over je emoties praat en het valideren van degene die naar je luistert. Ook kunnen er specifieke suggesties worden gedaan, zoals: gedraag je je erg depressief? Ga na of je expressie overdreven negatief is; praat ook eens in positieve termen, over dingen die je doet die kunnen helpen; als je een probleem beschrijft, beschrijf dan ook een mogelijke oplossing; zorg dat je niet klinkt als je eigen ergste vijand, en: toon respect voor advies (Leahy 2010). De therapeut kan de redenering achter al die suggesties onderzoeken en de voor- en nadelen ervan bekijken. In therapie volgens het emotieschemamodel onderkent de therapeut wel het belang van het uiten van emoties, maar verliest hij niet uit het oog dat er voor die expressie bepaalde vaardigheden nodig zijn, net als voor ieder ander type communicatie. In plaats van alleen maar te zeggen: 'uit al je gevoelens', kan de therapeut de cliënt bijstaan bij het vinden van helpende stijlen van emotie-expressie, en experimenten met effectieve communicatie opzetten. In plaats van dat de cliënt langdurig al zijn negatieve emoties opsomt, kan er via rollenspel worden geoefend met een vaardigere manier van communiceren, door bijvoorbeeld de expressie te redigeren, de intensiteit van de expressie te moduleren, niet alleen negatieve dingen te vertellen maar ook positieve dingen, en de luisteraar te belonen voor diens geduld.

Validering, zelfvalidering en zelfcompassie

Niemand begrijpt me – 104

Validering is gehechtheid – 105

Ideale validering – 105

Therapie volgens het emotieschemamodel ziet validering van de gehele emotionele ervaring als een belangrijk onderdeel van het therapieproces, niet alleen in de beginfase van de therapie maar gedurende de hele behandeling. Hoewel de therapeut het belang van gedragsverandering en cognitieve verandering zeker wel erkent, onderkent hij daarnaast ook dat mensen niet alleen in therapie gaan om nieuwe manieren van coping te leren, maar ook om hun moeilijke gevoelens met iemand te delen, zichzelf te bevrijden van de last die hun geheimen en gevoelens waarvoor ze zich schamen voor ze zijn, zich begrepen te voelen door iemand anders en veiligheid te ervaren in hun band met de therapeut. Cliënten klagen er vaak over dat de therapeut hen niet begrijpt, meer met technieken bezig is dan met de persoonlijke band of te veel gericht is op resultaat, in plaats van op het proces dat ten grondslag ligt aan intermenselijke verbinding. In therapie volgens het emotieschemamodel is een van de therapiedoelen dat cliënten zich veilig, begrepen, geaccepteerd en gerespecteerd gaan voelen, en dat ze in relatie tot de therapeut niet opnieuw de vernedering, kritiek of afwijzende houding ervaren die ze als kind hebben ervaren toen hun ouders of leeftijdgenoten hen buitensloten vanwege hun emotionele uitingen.

Niemand begrijpt me

Een moeilijkheid die cliënten vaak hebben, is dat ze geloven dat niemand hun emotionele ervaring begrijpt of kan verdragen. In therapie volgens het emotieschemamodel maakt de therapeut onderscheid tussen de ervaring van een emotie en het mogelijk problematische gedrag of de manier van communiceren van de cliënt naar aanleiding van een emotie. Dit betekent dat de therapeut de cliënt steeds weer aanmoedigt emoties te uiten, er validering voor geeft dat die emoties begrijpelijk zijn en in welk opzicht, de non-verbale uitingen van emoties opmerkt en spiegelt, emoties in verband brengt met waarden en de cliënt wijst op het universele karakter van die gevoelens. Validering heeft te maken met compassie en ook met zelfcompassie, waarbij mensen zichzelf kunnen troosten door middel van zelfuitspraken die getuigen van, imaginatie over en herinneringen aan compassie (Gilbert 2009; Gilbert en Irons in druk). Therapie volgens het emotieschemamodel helpt bij het creëren van een veilige ruimte voor de emotionele ervaring, zodat de cliënt kan herkennen dat het ervaren van emotie iets is wat hij zonder schuld- en schaamtegevoelens kan uiten en met anderen delen, en dat het doel van therapie is dat er ruimte voor die emoties wordt gemaakt.

Uit ons onderzoek blijkt dat cliënten die zich in hun dagelijks leven gevalideerd voelen een grotere kans hebben om op bijna iedere dimensie positieve schema's te hebben. Validering is dus mogelijk een basis-emotieschema: de overtuiging dat anderen je gevoelens begrijpen en er rekening mee houden. Validering helpt cliënten bijvoorbeeld te beseffen dat anderen dezelfde gevoelens hebben, zodat ze minder last krijgen van schaamte en schuldgevoel; het helpt om gemengde gevoelens beter te kunnen verdragen; ze komen er, nu ze emoties uiten en met anderen delen, achter dat emoties niet tot controleverlies leiden en wél weer overgaan; ze leren dat hun gevoelens begrijpelijk zijn en kunnen hun emoties beter accepteren. Op die manier heeft het Rogeriaanse proces van een onvoorwaardelijke positieve houding en acceptatie 'cognitieve' gevolgen, in die zin dat validering invloed heeft op bijna alle dimensies van negatieve emotieschema's. Validering leidt tot verandering in de manier waarop we tegen onze eigen emotie aankijken.

Validering is gehechtheid

Therapie volgens het emotieschemamodel ziet validering als een essentieel onderdeel van het levenslange verloop van hechtingsprocessen. De basis voor veilige gehechtheid wordt gelegd door de manier waarop de ouder (vaak is dit de moeder) reageert op de kreet van ongemak van de baby door responsief te zijn, de baby te troosten en te spiegelen. Bowlby bijvoorbeeld was van mening dat hechtingsgedragingen – zoals huilen, volgen, uitingen van ongemak – 'systemisch' zijn: completering zoeken in een systeem van veilige verbinding met de ouderfiguur. Het negeren van die inspanningen brengt de baby nog meer van slag en leidt tot hernieuwde pogingen om veilige verbondenheid tot stand te brengen. Anders dan het model over bekrachtiging van gedrag zou doen veronderstellen, namelijk dat je door een huilende baby te troosten het huilen beloont, met nog meer huilen tot gevolg, hebben ouders die responsief zijn en hun baby troosten juist kinderen die minder huilen en minder vaak van slag zijn. In het door Bowlby naar voren gebrachte sociaal-systemische model over gehechtheid legt de voorspelbaarheid en troostende kwaliteit van de reactie van de ouders de basis voor veilige gehechtheid van het kind, in die zin dat het kind een cognitief schema ontwikkelt – een *intern werkmodel*, zoals Bowlby het noemt (Bowlby 1968, 1973). Bij veilige gehechtheid is dat vroegkinderlijke schema of interne werkmodel een geïnternaliseerde representatie van de wereld als een veilige, troostende, voorspelbare en responsieve plek, en maakt dit voor het kind tot een troostend intern schema. Er is veel onderzoek gedaan naar responsiviteit van ouders op baby's en kinderen en daaruit blijkt dat ouders die responsief zijn kinderen hebben die veiliger gehecht zijn, minder snel van slag zijn, het beter aankunnen om alleen te worden gelaten, zichzelf beter kunnen troosten en beter met andere kinderen kunnen omgaan.

Ideale validering

Wat is de ideale manier om cliënten te valideren? Laten we eerst eens kijken wat het doel van validering is en wat het precies is waarnaar de cliënt op zoek is. Wanneer we cliënten valideren, onderkennen we hun pijn en het feit dat ze lijden, het feit dat hun gevoel echt is, de validiteit van hun ervaring en accepteren we hen met het gevoel dat ze hebben (Leahy 2015). Valideren kan een eerste stap op weg naar verandering zijn, maar het is niet bedoeld om een gevoel te veranderen: het is bedoeld om over te brengen dat we het gevoel begrijpen en ermee begaan zijn (Leahy 2004). Hoewel een ideale manier van validering geven maar zelden lukt, kunnen we wel op een rij zetten welke aspecten een goede manier van valideren kenmerken:

Aanmoedigen tot expressie: de therapeut moedigt de cliënt aan om over zijn gevoelens te praten en alles wat belangrijk is voor hem met de therapeut te delen. Hierdoor ontstaat er een basis van belangstelling voor en begaanheid met de emotie.

Empathie: de therapeut herkent en benoemt de emoties die hij terug hoort in het verhaal van de cliënt, door iets te zeggen als: 'Dat klinkt alsof je je verdrietig, eenzaam en angstig voelt, en dat je je zorgen maakt dat je je altijd zo blijft voelen.' Na een dergelijke empathische uitspraak dient de therapeut om feedback te vragen: 'Is dat inderdaad wat je voelt? Begrijp ik goed hoe je je voelt?'

Spiegelen van pijn en leed: de therapeut spiegelt de pijn en het leed dat de cliënt ervaart, en onderkent, op een kalmerende en zorgzame toon, hoe moeilijk dat moet zijn. De therapeut zegt bijvoorbeeld: 'Het klinkt alsof dit echt een moeilijke tijd voor je is, alsof datgene waar je doorheen gaat je veel pijn bezorgt.'

Differentiatie en expansie van de emotie: De therapeut vraagt de cliënt om zijn repertoire aan emoties te vervolledigen en die emoties te beschrijven, zodat belangrijke emoties niet over het hoofd worden gezien en alles op tafel komt dat belangrijk is voor de cliënt. De therapeut zegt iets als: 'Ik hoor dat je je eenzaam voelt, maar ik vraag me af of je daarnaast nog andere emoties hebt?' De cliënt kan dan over andere emoties vertellen, boosheid bijvoorbeeld, en zeggen: 'Ik ben boos omdat mijn vrienden geen contact met me hebben opgenomen'. Of misschien is er sprake van gevoelloosheid, en zegt de cliënt: 'Soms ben ik er gewoon niet bij en voel ik helemaal niks – en dan zet ik het op een eten.'

Normaliseren: De therapeut plaatst de emoties die de cliënt beschrijft in een universele context en vertelt dat veel mensen zich onder die omstandigheden hetzelfde zouden voelen, dat het ervaren van pijnlijke gevoelens onderdeel is van het menszijn, dat de cliënt niet alleen is. Door emotie te normaliseren, worden de schaamte, het schuldgevoel en het idee 'uniek' te zijn verdreven en voelt de cliënt zich minder alleen, minder buitengesloten en meer begrepen.

Emoties in verband brengen met hogere waarden: In therapie volgens het emotieschemamodel betekent valideren vaak dat pijnlijke emoties in verband worden gebracht met hogere waarden die belangrijk zijn voor de cliënt. Dit gebeurt bijvoorbeeld als de therapeut zegt: 'Ik begrijp waarom je je verdrietig voelt na die breuk; het klinkt alsof intimiteit en verbondenheid belangrijk voor je zijn, en als je waarde hecht aan dat soort belangrijke ervaringen, kan dat soms ook tot pijn leiden. Voor mij geeft dat aan dat je geen oppervlakkig persoon bent, dat dingen er voor jou toedoen, en dat jouw waarden over verbondenheid en eerlijkheid vaak pijn kunnen doen.'

Respect voor het moment: Validering gaat altijd over de ervaring in het huidige moment, over het delen van een gevoel, een herinnering of een gedachte in het huidige moment. Terwijl de therapeut datgene wat de cliënt deelt aanhoort en spiegelt, respecteert hij dat het huidige moment waarin dat gevoel aanwezig is echt is, belangrijk is en aandacht behoeft. Daarmee zegt de therapeut eigenlijk: ik hoor dat dat op dit moment pijnlijk voelt, of: dat is op dit moment zo pijnlijk voor je. Met dat soort bewoordingen communiceert de therapeut dat hij hoort, respecteert en accepteert dat de pijn in het hier en nu aanwezig is, dat de pijn, hier en nu, echt is voor de cliënt en dat de cliënt hier niet alleen in staat, dat de therapeut naast hem staat. Vergelijk dat eens met een uitspraak als: je voelt je nu slecht, maar je gaat je wel weer anders voelen. Zo'n uitspraak is bagatelliserend, wegwuivend en bevoogdend, en geeft de cliënt het gevoel dat de therapeut niet begrijpt hoe moeilijk hij het heeft.

Reflectie op de grenzen van je validering: Hoewel de therapeut oprecht kan proberen de cliënt te begrijpen en valideren, is het ook belangrijk om de grenzen te accepteren van wat validering kan bewerkstelligen. De cliënt wil niet denken dat de therapeut gelooft dat het gebruik van standaardformules voor validering als een techniek voldoende is om de cliënt van zijn gevoelens te 'genezen'. In plaats daarvan kan de therapeut beter erkennen dat er grenzen zijn aan wat er met validering kan worden bereikt: 'Ik begrijp hoe zwaar het voor jou op dit moment is, en dat dit moment voor jou als heel erg moeilijk voelt, en misschien is het wel zo dat dit de gevoelens zijn die je hebt, wat ik ook zeg. Zelfs al deel je die gevoelens met mij, het zal moeilijk voor je zijn.' Door op die manier de grenzen te erkennen van wat validering vermag, breng je over dat je accepteert en respecteert wat er in het huidige moment gebeurt, en geef je de cliënt de ruimte om te voelen wat hij voelt, net zolang tot er wel verandering optreedt. Dat is het tegenovergestelde van boodschappen waarmee de emotie wordt weggewuifd, zoals: over een week voel je je wel beter, of: zet je er nu eens overheen.

Problematische strategieën voor het zoeken naar validering

Problematische overtuigingen over validering – 110

Zelfinvalidering – 111

© Bohn Stafleu van Loghum is een imprint van Springer Media B.V., onderdeel van Springer Nature 2020
R. L. Leahy, *Therapie volgens het emotieschemamodel*, https://doi.org/10.1007/978-90-368-2430-9_21

Hoewel emotie-expressie zeker belangrijk kan zijn, hebben we ook gezien hoe die tot problemen kan leiden als degene die emoties uit hier niet flexibel in is of zich niet bewust is van de context en van de vraag of de inhoud van de emotie en de stijl waarin die wordt geuit gepast zijn. Expressie kan positieve gevolgen hebben, bijvoorbeeld wanneer die mensen van een last bevrijdt, hen helpt erachter te komen hoe dingen in elkaar zitten, helpt een narratief te ontwikkelen dat betekenis geeft of helpt om validering te krijgen. Maar expressie kan ook negatieve gevolgen hebben, bijvoorbeeld als er sprake is van ruminatieve expressie die bij de spreker leidt tot uitputting, het afwijzen van hulp, het loswoelen van steeds meer emoties of nog meer emotionele ontregeling. Zoals expressie behalve positieve ook negatieve gevolgen kan hebben, kan de cliënt ook ondervinden dat anderen behalve validerend ook niet-validerend kunnen zijn en dat expressie in dat laatste geval kan leiden tot nog meer isolement en een gevoel van verslagenheid. Hoewel we al een beschrijving hebben gegeven van de 'ideale manier van valideren', ondervinden maar weinig mensen regelmatig een dergelijke mate van sensitiviteit en steun van anderen – als ze die al ooit ervaren.

Problematische overtuigingen over validering

Voor iemand die overspoeld wordt door emoties en wiens expressiestijl familieleden en vrienden belemmert om op een helpende manier te reageren, kan het een moeilijke opgave zijn om validering te krijgen. Maar er zijn ook mensen die er onrealistische regels over validering op nahouden, waardoor ze nog meer gefrustreerd raken, met als gevolg escalerende expressie, afwijzing door luisteraars of een gevoel van hopeloosheid over het krijgen van de steun waaraan ze juist zoveel behoefte hebben. Voorbeelden van dergelijke regels of overtuigingen zijn: als jij niet voelt wat ik voel, dan geef je niet om mij; als je van me vraagt dat ik verander, dan zeg je daarmee dat mijn gevoelens niet terecht zijn; je begrijpt me pas echt als je het eens bent met alles wat ik zeg. Cliënten die gevangen zitten in weerstand rondom het thema validering hanteren vaak onrealistische regels over validering die het hen nog moeilijker maken om de therapeut te vertrouwen (Leahy 2005).

In therapie volgens het emotieschemamodel kan de therapeut sommige van die impliciete regels bespreken. De therapeut kan beginnen met opmerken dat de cliënt zich wellicht niet gehoord of begrepen voelt, en iets zeggen als: 'Ik heb het gevoel dat jij vindt dat ik niet precies begrijp waar je doorheen gaat. Kun je me zeggen of dat klopt?' of: 'Zou je bereid zijn om het tegen me te zeggen als ik iets niet of juist wel goed begrijp?'

Sommige mensen hanteren problematische strategieën voor het zoeken naar validering, waarvan de kans groot is dat ze juist leiden tot invalidering, afwijzing door anderen en sociaal isolement. Een aantal van die problematische strategieën heb ik in andere publicaties beschreven (Leahy 2001, 2005, 2015). Voor sommige cliënten geldt dat wanneer ze niet de validering krijgen die ze willen, ze terugvallen op niet-helpende strategieën, in de hoop die validering alsnog te krijgen of als een reactie op hun frustratie van dat moment. Voorbeelden van problematische strategieën voor het zoeken van validering zijn: rumineren (de klacht steeds opnieuw herhalen met het idee dat de ander de boodschap niet goed heeft begrepen), catastroferen (beweren dat wat er is gebeurd verschrikkelijk was en de intensiteit laten escaleren omdat de luisteraar 'niet lijkt te begrijpen' wat er aan de hand is), gevoelens oproepen bij de therapeut (ervoor proberen te zorgen dat de therapeut gaat voelen wat de cliënt voelt – hulpeloos bijvoorbeeld – of de therapeut van streek proberen te maken om het eigen argument kracht bij te zetten), afstand nemen (zich terugtrekken, zwijgen, ontwijkend worden om de therapeut te testen, erachter te komen of hij voldoende om de cliënt geeft om te 'komen en uit te zoeken wat er aan de hand is'), of de overdracht splitsen (beweren dat een andere therapeut of vriend de cliënt wel begrijpt maar deze therapeut niet).

Zelfinvalidering

Misschien wel het tegenovergestelde van het excessief opeisen van validering is de neiging van sommige mensen tot zelfinvalidering. Mensen bij wie sprake is van zelfinvalidering geloven dat hun emotionele behoeften niet gerechtvaardigd zijn, dat ze een zeurpiet zijn in plaats van een mens met behoeften, en dat ze hun emotionele behoeften moeten negeren. Een voorbeeld is de vrouw die al enkele jaren geen seksuele relatie meer had met haar man en daarover zei: 'Misschien ben ik te behoeftig', in plaats van te geloven in het idee dat seksualiteit en affectie essentiële aspecten van een goede partnerrelatie zijn. Voorbeelden van gedrag dat een uiting is van zelfinvalidering zijn: niet bereid zijn om te praten over je behoeften, behoeften als een teken van zwakte beschouwen, je verontschuldigen voor je behoeften, niet in staat zijn om informatie over behoeften te verwerken, dissociatie, je eigen verwachtingen proberen te temperen en somatiseren. Het idee dat je 'te behoeftig' bent als je emotionele behoeften hebt kan tot het standpunt leiden dat je rationeel, zelfstandig, nooit ongelukkig, nooit gefrustreerd en nooit assertief tegen anderen hoort te zijn. Behoeften hebben wordt dan soms gelijkgesteld aan zwak, kinderlijk, egoïstisch, te veeleisend en een last zijn voor anderen. Cliënten met een dergelijk profiel komen vaak over als mensen die zichzelf in de weg staan, overdreven respectvol naar anderen zijn en passief, stil en teruggetrokken. En ze vinden het vaak onnodig om in therapie te gaan. In sommige gevallen heeft zo iemand zelfs aan CGT gedacht als een afweer tegen de eigen behoeften: 'Ik dacht: ik ga proberen uit te zoeken waarom ik te emotioneel ben, te behoeftig soms, zodat ik een paar trucjes kan gebruiken die jij me kunt leren om beter met dingen om te gaan.'

In therapie volgens het emotieschemamodel kan de therapeut dit probleem direct aanpakken door de cliënte, in dit voorbeeld een vrouw, erop te wijzen als ze zich verontschuldigt voor haar behoeften en die vaak ook als een teken van zwakte beschouwt. Door hierop door te vragen kan er een gesprek ontstaan over de manier waarop de cliënt heeft aangeleerd dat behoeften niet gerechtvaardigd zijn, dat emoties hebben belastend was voor anderen, en hoe ze iemand is geworden die zich verontschuldigt voor haar behoeften. De vrouw die zich verontschuldigde voor haar behoefte aan lichamelijke intimiteit en steun vertelde bijvoorbeeld over een lange geschiedenis die terugging tot haar kindertijd, toen ze zich voegde naar de emotionele behoeften van haar vader, die depressief was en alcoholist. 'Ruimte' voor haar eigen behoeften ontbrak in die context, en dus richtte ze zich erop om haar vader te kalmeren, de vrede in het gezin te herstellen en conflicten te vermijden. Als moeder was ze dwangmatig verzorgend en vaak op een symbiotische manier betrokken bij haar dochter met borderline, die ze infantiliseerde en van wie de individuatie spaak liep omdat moeder en dochter zich zo aan elkaar vastklampten. De behoeften van haar dochter werden in het dagelijks leven van deze moeder zo allesoverheersend belangrijk dat ze haar eigen behoeften beschouwde als een teken van egoïsme en als bewijs dat ze geen goede moeder was.

Zelfinvalidering gaat gepaard met een gebrek aan zelfcompassie, terwijl die juist kan helpen bij het verminderen van emotionele intensiteit, zelfhaat en impulsiviteit (Diedrich et al. 2014; Kelly et al. 2010; Neff 2003). In het proces van het ontwikkelen van zelfvalidering en zelfcompassie is het een belangrijke stap om te erkennen dat de eigen behoeften gerechtvaardigd zijn. De therapeut kan dit proces ondersteunen door het belang van behoeften hebben te valideren en behoeften te normaliseren. Bovendien kan de therapeut behoeften in verband brengen met het doel van de cliënt om een volwaardig en gewaardeerd leven te krijgen en met het idee dat de cliënt zichzelf wellicht met dezelfde compassie kan behandelen als waarmee hij een vriend zou behandelen. Cliënten hebben vaak een negatieve kijk op zelfcompassie; ze denken dat ze er egoïstisch, teerhartig of lui van worden of het gewoon niet verdienen. Die overtuigingen kunnen worden aangepast en onderzocht in termen van de achterliggende redenering en het bewijs ervoor dat relevant lijkt voor de betreffende cliënt.

Emoties zijn universeel

Het universeel maken van de emotionele ervaring – 115

Sommige cliënten geloven dat anderen niet dezelfde emoties hebben als zijzelf. Dat gevoel dat de eigen emoties uniek zijn, impliceert dat er iets fundamenteel anders of mis is met de eigen emotionele ervaring. Als we jaloezie als voorbeeld nemen dan denkt de cliënt, in dit voorbeeld een man, misschien dat andere mensen dat soort gevoelens nooit zouden hebben, en denkt hij: 'Er is iets mis met mijn emotionele ervaring'. Door te denken dat zijn eigen emoties uniek zijn voor hem wordt het gevoel dat die emoties onzinnig zijn nog sterker en krijgt hij gedachten als: 'Wat is er toch mis met mij dat ik me zo voel? Andere mensen lijken die gevoelens niet te hebben.' Aangezien deze man denkt dat zijn emoties uniek zijn zal hij zichzelf het hebben van die gevoelens ook sneller kwalijk nemen, de gevoelens proberen te verbergen voor anderen en zich schamen voor het hebben van die gevoelens of zich er schuldig over voelen.

Ik herinner me dat ik een keer een lunchafspraak had met een collega, een ervaren psychiater die vele jaren ervaring had met het helpen van andere mensen. Hij vroeg me naar mijn theorie over emotieschema's en ik antwoordde: 'Die is gebaseerd op het idee dat ieder mens in staat is alle emoties te hebben die ons bekend zijn. De evolutie heeft geleid tot het ontstaan van emoties waarvan veel mensen geloven dat ze die niet behoren te hebben, zoals jaloezie, afgunst, wrok, ambivalentie, wraakzucht en hopeloosheid. Ik normaliseer wat abnormaal is, omdat die emoties universeel zijn.' Wat later tijdens ons gesprek vertelde hij me dat hij al jaren gescheiden was en dat hij tijdens de periode van de echtscheiding gedachten had gehad over het vermoorden van zijn van hem vervreemd geraakte echtgenote, maar dat hij had besloten nooit iets te doen waarmee hij wie dan ook schade zou berokkenen. Vervolgens vertelde hij nog over een ervaring uit zijn studententijd, toen zijn vriendin het met hem uitmaakte en een relatie kreeg met een andere man, aan wie hij een hekel had en bij wie hij zich de mindere voelde. Na die breuk ging hij keihard aan het werk met zijn studie geneeskunde en werd hij een uitblinker, terwijl de carrière van de andere man – die met zijn vriendin was getrouwd – minder glansrijk verliep. Hij zei: 'Jij gaf me toestemming om mijn gevoelens te hebben, dus hier zijn ze.' Ik antwoordde dat zijn verhaal een goed voorbeeld was van het idee dat ieder mens in staat is om alle gevoelens te hebben, waaronder wraakzucht, jaloezie, afgunst en zelfs hopeloosheid. 'Dus mijn conclusie is dat je een menselijke reactie had op moeilijke situaties. Jij bent eerlijk genoeg om dat toe te geven; anderen zouden dat misschien niet zijn.'

Ook tijdens het lezen van literaire klassiekers zien we dat de hier beschreven emoties een belangrijk thema zijn van veel prachtige toneelstukken en romans. In de gevoelens van Othello voor Desdemona speelt jaloezie een grote rol, en afgunst is het gevoel dat Jago ertoe drijft Othello te ondermijnen en vernietigen. In de *Oresteia* van de Griekse tragediedichter Aeschylos wil Orestes wraak nemen voor de moord op zijn vader Agamemnon, gepleegd door zijn moeder en haar minnaar. De Russische roman *Oblomov*, geschreven door Ivan Goncharov, beschrijft het verhaal van een man die overmand is door verveling en hiervan wordt 'gered' doordat hij verliefd wordt. De roman *Moby Dick* van John Melville vertelt het verhaal van Kapitein Ahab, die wraak wil nemen op de Grote Witte Walvis die hem van zijn been heeft beroofd. Ballades, opera's en gedichten vertellen ons verhalen over de emoties waarvan mensen vaak denken dat ze uniek voor hen zijn. Een van de aantrekkelijke aspecten van literatuur, films en toneelstukken is juist dat die ons helpen beseffen dat we niet alleen staan, dat we allemaal in staat zijn te voelen wat we vrezen in onszelf en dat dit universele karakter van die emoties ons validering geeft, terwijl we onderkennen dat iemand in staat is geweest om het verhaal te vertellen dat ten grondslag ligt aan de emoties die we allemaal met elkaar gemeen hebben.

In therapie volgens het emotieschemamodel helpt de therapeut de cliënt in te zien dat alle emoties universeel zijn en dat overal ter wereld mensen dit soort emoties ervaren. Er is geen onderscheid tussen goede en slechte emoties of tussen hogere en lagere versies van jezelf. Door emoties universeel te maken gaan cliënten inzien dat ze niet alleen staan met die gevoelens of zorgen en dat andere mensen dezelfde emoties die zij momenteel meemaken hebben doorgemaakt. Behalve dat het universele karakter van emoties wordt onderkend, worden cliënten ook aangemoedigd te overwegen om met begrip, validering en compassie te reageren op anderen die misschien wel dezelfde gevoelens ervaren als zij, namelijk verdriet, woede, angst, eenzaamheid en jaloezie.

Het universeel maken van de emotionele ervaring

Er zijn verschillende strategieën voor het universeel maken en normaliseren van emoties, met inbegrip van die emoties waarover cliënten zich verward voelen of waarvoor ze zich schamen. Tot die laatste categorie kunnen emoties behoren zoals jaloezie, afgunst, wrok, wraakzucht, seksuele verlangens en fantasieën, ambivalentie en verveling. Die emoties noem ik de 'verdachte emoties', omdat veel cliënten geloven dat het emoties zijn waar alleen zijzelf last van hebben en dat de pijn en het geworstel van die gevoelens anderen bespaard blijven. Neem bijvoorbeeld verveling, een universele ervaring die zelfs bij alle dieren voorkomt. Een eenvoudige manier om gewenning – het feit dat na herhaalde presentatie van een stimulus de respons daarop afneemt – te beschrijven, is zeggen dat de mens of het dier 'verveeld' raakt. Toch geloven veel mensen dat verveling een emotie is die je niet hoort te hebben, en dat er iets vreselijk mis is als je je ooit verveelt. Een vrouw beschreef haar ontevredenheid over haar werk als een gevolg van haar verveling en zei: 'Ik moet op zoek naar werk dat spannend is en voldoening geeft.' Achter het niet verdragen van emoties die universeel zijn gaat vaak een dergelijk emotioneel perfectionisme schuil. Veel mensen hebben bijvoorbeeld moeite om ambivalentie in hun relaties te verdragen en gaan ervan uit dat ze maar één gevoel behoren te hebben: hoe kan ik in een relatie blijven als ik me ambivalent voel? Normaliseren van dergelijke emotionele ervaringen kan tot verschillende vragen leiden over de aard van 'ongewenste emoties': als veel mensen gevoelens van verveling of ambivalentie hebben, betekent dat dan dat het normale emoties zijn of is er toch iets unieks aan je eigen emotie?, of: hoe gaan andere mensen om met hun verveling en ambivalentie?

Inzicht in de evolutionaire oorsprong van emotie helpt bij het normaliseren en universeel maken van emoties. Neem afgunst: een cliënte wordt depressief van of boos over het – in haar waarneming aanwezige – succes of voordeel van iemand anders met wie ze het gevoel heeft te concurreren. Welke evolutionaire achtergronden zou die onplezierige emotie kunnen hebben? De therapeut kan uitleggen dat mensen van oudsher met elkaar concurreerden om de schaarse middelen en dat het daarom voordelen biedt om een hogere positie te hebben in de dominantiehiërarchie of het statussysteem. Zo kan het gebeuren dat we enerzijds van een vriend houden en om hem geven, maar ons anderzijds ook afgunstig op hem voelen als hij een succes behaalt dat we zelf graag zouden behalen. De evolutionaire functie van het onprettige gevoel dat je krijgt als je één punt achterstaat, is dat je misschien harder gaat werken om zelf voordeel te behalen en daardoor ook een hogere positie krijgt in de dominantiehiërarchie. Degenen onder onze voorouders die gemotiveerd waren om harder te werken, of zelfs degenen uitdaagden die boven hen stonden in de dominantiehiërarchie, veroverden daarmee mogelijk een status die voordelen met zich meebracht zoals het zeker stellen van voortplanting en toegang tot voedsel.

Schaamte en schuldgevoel

Is schaamte ooit wél adaptief? – 118

'Donkerdere' emoties gaan begrijpen – 118

Een emotie hebben of ernaar handelen – 120

Is schaamte ooit wél adaptief?

Er is een standpunt over schaamte (Keltner en Harker 1998) dat stelt dat wanneer mensen anderen – en zichzelf – ervan kunnen overtuigen dat ze zich ergens oprecht over schamen, het op die manier recht kunnen zetten als ze iemand anders pijn hebben gedaan. Ter illustratie van het belang van schaamte vertel ik mijn cliënten vaak de volgende hypothetische anekdote. Stel je voor dat je op zoek bent naar iemand om de rest van je leven mee te delen. Je ontmoet iemand die je aantrekkelijk, spannend en interessant vindt. Maar dan zegt ze: 'Ik vind jou ook leuk, maar er is iets dat je over me moet weten: ik ben niet in staat om schaamte te voelen. Het hersengebied waar schaamte ontstaat ontbreekt bij mij.' De vraag aan de cliënt is dan: 'Zou jij die persoon vertrouwen? Zou je je leven aan haar willen wijden? En zo niet, waarom dan niet?' Als de vrouw in deze anekdote wel schaamte zou voelen, was binnen de relatie de functie daarvan dat haar partner ervan verzekerd kan zijn dat ze zelfbeheersing zal tonen, al is het alleen maar omdat de angst om betrapt te worden zou leiden tot schaamte, een nare emotie. Dankzij haar vermogen tot schaamte kan hij vertrouwen op haar zelfbeheersing.

In de evaluatie van de eigen emoties van mensen spelen gevoelens van schaamte en schuld een belangrijke rol. Cliënten kunnen zich er schuldig over voelen dat ze seksuele fantasieën hebben of gevoelens van afgunst of woede ervaren ten opzichte van mensen van wie ze houden. Ze kunnen zich schamen voor hun fantasieën en voor het feit dat ze zich verdrietig of angstig voelen. De emotionele ervaring wordt dus gecompliceerd door de gedachten en gevoelens die door die evaluaties worden opgewekt. Net als bij de beoordelingen die mensen met een obsessief-compulsieve stoornis (OCS) maken van hun intrusieve gedachten, kunnen cliënten geloven dat ze gevoelens die ze wel hebben eigenlijk niet zouden moeten hebben. Dit draagt bij aan hun hyperalertheid voor hun emoties, de excessieve mate waarin ze met zichzelf bezig zijn, het rumineren over de vraag hoe het komt dat ze gevoelens hebben waarvoor ze zich schamen en hun aarzeling om die gevoelens met anderen te delen. Als gevolg van die sneeuwbal aan negatieve evaluaties van gevoelens als 'fout', 'vies', of 'slecht' lukt het de cliënt niet om validering te krijgen, de gevoelens te normaliseren en ze te accepteren. Die angstige gevoelens van schaamte en schuld houden het moeilijk kunnen omgaan met emoties in stand, ook al zijn die emoties vaak universele ervaringen.

'Donkerdere' emoties gaan begrijpen

In therapie volgens het emotieschemamodel helpt de therapeut de cliënt de gevolgen van die negatieve beoordelingen te onderzoeken, terwijl deze 'donkerdere' emoties tegelijk worden genormaliseerd en eraan wordt gewerkt om ze beter te begrijpen. De therapeut kan vragen stellen over hoe het komt dat de cliënt bepaalde emoties 'fout' vindt. Sommige cliënten vertellen dat ze als kind hebben 'aangeleerd' dat het verkeerd is om jaloers of afgunstig te zijn, en verwijzen daarbij soms ook naar godsdienstige verboden op gevoelens: 'Gij zult niet begeren het huis van uw buurman, noch zult gij de vrouw van uw buurman begeren, noch zijn knecht, noch zijn meid, noch zijn os, noch zijn ezel, noch wat dan ook dat eigendom is van uw buurman' (Exodus 20: 1–17). Andere passages uit religieuze boeken kunnen ook bijdragen aan die gedachte dat emoties, fantasieën en verlangens immoreel zijn en dat je er vanaf moet zien te komen, met als gevolg nog meer schaamte en schuldgevoel.

Wanneer cliënten erkennen dat ze bepaalde emoties wél hebben, verontschuldigen ze zich daar vaak voor. Een man die erkende dat hij afgunstig was en wrok voelde over het feit dat een andere man een hogere positie had gekregen, waardoor diegene nu boven hem stond, verwoordde dit als volgt: 'Ik weet dat ik me niet zo zou moeten voelen, maar ik ben echt jaloers op hem en toen ik hoorde dat hij gaat scheiden gaf dat me een goed gevoel.' Aangezien afgunst zo'n 'beschamende' emotie is, geven veel mensen voor de buitenwereld niet toe dat ze gevoelens hebben van vijandige afgunst, dat ze *Schadenfreude* ervaren door de pech van succesvolle anderen met wie ze zichzelf vergelijken. Ook over seksuele fantasieën maken sommige cliënten zich zorgen, doordat ze geloven dat een fantasie of een drang om iets te doen iets is waar ze vanaf moeten zien te komen en dat hun emoties een teken zijn van de een of andere walgelijke of verachtelijke karakterfout.

Zoals al eerder gezegd is er vaak een verband tussen schaamte en schuldgevoel en de meeste emotieschema's. Zoals ik al eerder zei, leiden schaamte en schuldgevoel tot minder expressie, minder validering, minder kansen om erachter te komen dat anderen die emoties ook hebben, minder acceptatie en meer rumineren. En aangezien schaamte en schuldgevoel ertoe leiden dat mensen excessief met zichzelf bezig zijn (wat trouwens ook geldt voor iedere andere poging om een intrusieve gedachte te onderdrukken), wordt hun idee nog versterkt dat de emoties duurzaam aanwezig blijven en dat het niet mogelijk is om ze onder controle te houden of er vanaf te komen. Sommige cliënten vermijden situaties waarin dergelijke emoties zouden kunnen opspelen. Een jongeman vreesde dat hij zich aangetrokken voelde tot andere mannen (hij was als puber seksueel misbruikt door een priester); hij vertelde dat hij het vermeed om naar aantrekkelijke mannen te kijken en vaak juist een hypermasculiene, anti-homohouding aannam. Afgezien van de misbruikervaring met de priester in zijn puberteit had hij tot nu toe alleen heteroseksuele seks gehad. De therapeut opperde dat zijn twijfels over zijn seksuele geaardheid misschien juist in stand werden gehouden door zijn angst voor 'verleiding' en het vermijden daarvan. Daarom stelde hij een strategie voor waarbij de cliënt zichzelf bewust wel blootstelde aan mogelijk seksueel opwindende stimuli. Na veel tegenstribbelen stemde de cliënt ermee in om foto's van zowel naakte mannen als naakte vrouwen te bekijken, en ontdekte hij tot zijn opluchting dat hij zich aangetrokken voelde tot vrouwen. Hoewel er tijdens het bekijken van de foto's van mannen wel sprake was van angstige arousal, kon de cliënt die arousal nu toeschrijven aan zijn schaamte, in plaats van aan zijn seksuele geaardheid. Een andere techniek die hem hielp was een oefening met exposure aan gedachten waarbij hij, op momenten dat hij twijfels had, tweehonderd keer in zichzelf zei: het is altijd nog mogelijk dat ik wel homoseksueel ben. Die exposuretechnieken hielpen zijn angst voor zijn emoties te verminderen.

Een emotie hebben of ernaar handelen

Gevoelens van schuld en schaamte kunnen worden verminderd door stil te staan bij het verschil tussen een emotie hebben en ernaar handelen. Hierdoor wordt de emotie universeel gemaakt, wordt onderkend dat gerespecteerde anderen vergelijkbare gevoelens hebben en worden 'ongewenste' emoties opgenomen in het volledige landschap van alle emoties die bij het leven horen. Het verschil tussen een emotie en een gedraging is onder andere vergelijkbaar met het begrip 'fusie' tussen gedachte en handelen, waarbij het optreden van een intrusieve gedachte gelijk wordt gesteld aan het onvermijdelijk zijn van een handeling die bij die gedachte aansluit (Rachman en Shafran 1999). De gedachte 'misschien doe ik dat kind wel pijn' bijvoorbeeld, ziet de cliënt dan als gelijk aan de voorspelling 'ik zal dat kind pijn doen'. De cliënt kan stilstaan bij de vraag of de emoties van afgunst, wrok of jaloezie per definitie in actie worden omgezet. Hiervoor kunnen vragen worden gesteld zoals: 'Is het mogelijk om een gevoel te hebben en er niet naar te handelen? Kun je je voorbeelden herinneren van situaties waarin dat het geval was?' Een andere techniek is om expliciet te benoemen dat verleiding iets anders is dan handelen naar de verleiding, en dat morele keuzes maken per definitie betekent dat je niet handelt naar een sterke verleiding. Dit is een anekdote waarmee je het verschil tussen verleiding en morele keuzes kunt illustreren: 'Twee mannen ruziën over de vraag wiens gedrag een voorbeeld is van moraliteit. De eerste man beweert dat hij zijn vrouw in de afgelopen vijf jaar trouw is geweest, ook al ontmoet hij vaak vrouwen tot wie hij zich aangetrokken voelt. De tweede man beweert dat hij even moreel is – hij is zijn vrouw ook vijf jaar lang trouw geweest – maar vertelt dan dat hij in die tijd in zijn eentje op een onbewoond eiland woonde. Wie van de twee mannen is de morele?' Dit hypothetische voorbeeld geeft een illustratie van het idee dat je pas een morele keuze kunt maken als er een optie is om je anders te gedragen. Wel verleidingen ervaren maar ervoor kiezen daar niet naar te handelen levert dus meer respect op.

Het inzicht dat mensen verantwoordelijk worden gehouden voor hun daden, in plaats van voor hun gedachten of emoties, toont dat emoties zoals jaloezie, afgunst of zelfs wraakzucht geen moreel probleem of terechte reden voor schaamte zijn. Die emoties zijn eerder universele ervaringen van mensen, die moeten kiezen of ze er iets, wat dan ook, mee zullen doen. Een alternatief voor de oordelen en zelfkritische gedachten over emoties is de erkenning, mindful, accepterend en niet-oordelend, dat je dergelijke gevoelens soms hebt: 'Je kunt voor jezelf erkennen dat je die gevoelens soms hebt, maar daarbij bedenken dat je veel gevoelens hebt waarnaar je niet handelt. Gevoelens hebben betekent dat je leeft, niet dat je schuldig bent.'

Emoties zijn niet blijvend

Waarom het adaptief is dat onze emoties ons misleiden – 122

Het repertoire aan mogelijke emoties uitbreiden – 123

© Bohn Stafleu van Loghum is een imprint van Springer Media B.V., onderdeel van Springer Nature 2020
R. L. Leahy, *Therapie volgens het emotieschemamodel*, https://doi.org/10.1007/978-90-368-2430-9_24

Zoals al gezegd in het hoofdstuk over affectief voorspellen geloven cliënten vaak dat hun toekomstige of huidige emoties nooit meer overgaan. Dit verschijnsel wordt het 'duurzaamheidseffect' genoemd en verwijst naar voorspellingen dat wanneer een positieve of negatieve gebeurtenis optreedt, de emotionele reactie daarop zeer lang aanwezig blijft. Uit onderzoek blijkt echter dat mensen de duurzaamheid van een emotie vaak overschatten, wellicht omdat ze geen oog hebben voor de factoren die hen kunnen helpen ermee om te gaan (geen acht slaan op immuniteit), doordat ze al hun aandacht richten op één enkele gebeurtenis en hierop focussen ten koste van verzachtende factoren die ze niet opmerken (scherp stellen), en hun voorspellingen op de emotie van het moment baseren (daaraan verankerd zijn) (Wilson en Gilbert 2003) (zie ▶ H. 9). Die sociaal-cognitieve beoordelingen en voorspellingen vormen de grondslag van het waarnemen van de emotie als blijvend of zeer langdurig, wat weer bijdraagt aan het gevoel van hopeloosheid en de angst voor negatieve emoties in het algemeen.

Waarom het adaptief is dat onze emoties ons misleiden

Vanuit evolutionair oogpunt bezien zijn er argumenten om het adaptief te vinden dat mensen en andere diersoorten hun emoties ervaren als blijvend en beangstigend: dit motiveert hen om actie te ondernemen. Die neiging om emoties, uitgaand van de huidige emoties, als duurzaam te beschouwen hebben we interessant genoeg niet bij positieve emoties. Bij positieve emoties zijn we minder geneigd om, als die emoties eenmaal zijn opgetreden, ze te versterken. Maar negatieve emoties hebben een motiverend effect, in die zin dat ze activeren tot pogingen om ze te laten afnemen of er vanaf te komen. Dat effect is in tegenspraak met de werkelijkheid dat emoties 'vluchtig' zijn, dat wil zeggen kortdurend en tijdelijk, en vaak vanzelf weer verdwijnen. Ondanks het grote aantal cliënten met een paniekstoornis die ik heb behandeld, heb ik bijvoorbeeld nog nooit een cliënt gehad die naar de sessie kwam met een paniekaanval. Toch geloven mensen die een paniekaanval hebben op dat moment meestal dat hun angstige arousal nooit meer overgaat. Stel je voor dat onze vroegmenselijke voorouders intense emoties wel hadden ervaren als tijdelijk en als iets wat hen in de weg zat, dan zou er weinig emotionele motivatie zijn geweest om te ontsnappen aan gevaar of het te vermijden. Het intense gealarmeerd zijn is dus wel effectief in levensbedreigende situaties waar spoed en urgentie het probleem zijn waarnaar gehandeld moet worden. Als we op een vals alarm reageren door te ontsnappen brengt dat ons zelden zwaar in de problemen, maar als we het belang van een alarm over een werkelijk levensbedreigende gebeurtenis over het hoofd zien, kan dat fatale gevolgen hebben. Ook al is slechts een van de vele tijger-alarmsignalen terecht, je kunt het toch maar beter bij ieder alarm op een rennen zetten.

De overtuiging dat een onplezierige emotie nooit meer overgaat, draagt bij aan de angst voor de emotie en de neiging die te vermijden. Tegenover die illusie over het blijvende karakter van emoties veronderstelt het emotieschemamodel dat emoties *vluchtig*, dus kortdurend zijn. We onderzoeken de blijvende of voorbijgaande aard van emoties door de gevolgen van het geloof in de duurzaamheid ervan te onderzoeken, waarbij we experimenteren met gedragingen en emoties, informatie verzamelen over emoties uit het verleden en de variëteit aan emoties bij andere mensen opmerken. De motivatie om het geloof in de blijvende aard van emoties te onderzoeken kan worden aangewakkerd door de kosten en baten van die overtuiging te onderzoeken. De overtuiging dat verdriet blijvend en onveranderlijk is draagt bijvoorbeeld bij aan hopeloosheid, hulpeloosheid, een gebrek aan bereidheid om nieuwe gedragingen uit te proberen, passiviteit, vermijding en nog meer verdriet. Overtuigingen over duurzaamheid resulteren in gedrag dat bij die overtuiging past en het idee bevestigt dat onplezierige emoties nooit meer zullen verdwijnen tenzij je problematische vermijdingsstrategieën gebruikt. Het gevolg daarvan is dat die overtuigingen voorspellingen worden die zichzelf vervullen. Ze bekrachtigen de overtuiging dat de enige manier om je ervan te verzekeren dat een emotie wél ooit zal overgaan bestaat uit zo snel mogelijk ontsnappen of vermijden. De therapeut kan de cliënt helpen om vraagtekens te plaatsen bij de voordelen van het geloof in duurzaamheid dat vaak leidt tot de zekerheid dat het om een realistische overtuiging gaat, zodat de persoon gaat denken: dus waarom zou ik mezelf voor de gek houden? Bovendien leidt dat geloof in duurzaamheid tot nieuwe overtuigingen, namelijk gedachten dat pogingen om te veranderen alleen maar tot teleurstelling leiden en dat ergens je best voor doen alleen maar tot meer verdriet leidt. Na het afwegen van de kosten en baten van de overtuiging over duurzaamheid kunnen cliënten informatie verzamelen met behulp van een activiteitenlogboek. Daarbij worden de emotie en de intensiteit ervan een week lang uur na uur bijgehouden, en wordt met voorspellingen over plezier geëvalueerd of voorspellingen over emoties accuraat zijn; daarnaast geven cliënten zichzelf opdrachten over plezierige en moeilijke uitdagende gedragingen, om op die manier na te gaan of emoties kunnen variëren. De therapeut kan samen met de cliënt nog evalueren of verdriet mee varieert met verschillende cognities en of het ter discussie stellen van die cognities effectief is. Verder kan worden gekeken naar de mate waarin eerdere voorspellingen zijn uitgekomen: 'Heb je in je leven weleens periodes meegemaakt waarin je dacht dat je negatieve emotie nooit meer zou overgaan? En zijn die emoties toen misschien toch veranderd? Wat was de aanleiding van die verandering in hoe je je voelde? Als die emoties destijds dus wel konden veranderen, is het dan aannemelijk dat dit ook geldt voor andere emoties?' Daarbij kan het ook helpen om op zoek te gaan naar informatie over anderen die hetzelfde hebben meegemaakt: 'Ken je misschien mensen die emotionele moeilijkheden hebben doorstaan en zich later weer beter gingen voelen? Wat was bij hen de aanleiding tot die verbetering? Is dat wellicht relevant voor de manier waarop jij aankijkt tegen je huidige emoties?'

Het repertoire aan mogelijke emoties uitbreiden

Uitbreiden van het repertoire aan mogelijke emoties is een andere techniek waarmee het idee over duurzaamheid ter discussie wordt gesteld. Als je de cliënt bijvoorbeeld een lijstje geeft met allerlei positieve, negatieve en neutrale emoties en hem vraagt de frequentie en intensiteit van die ervaringen de komende week bij te houden, dan helpt dat om negatieve emoties in een context te plaatsen van een brede verscheidenheid van andere mogelijke emoties. Een man die in een vechtscheiding zat focuste bijvoorbeeld op zijn verdriet en boosheid, en geloofde dat hij ertoe veroordeeld was om zich altijd zo te blijven voelen. Maar toen hij alle emoties die hij in de loop van een week ervoer in een schema noteerde, besefte hij dat hij zich behalve verdrietig en boos ook geïnteresseerd, gesteund, blij, warm en mededogend had gevoeld, op momenten dat hij met vrienden, familieleden en zijn twee kinderen sprak. Toen hij naging hoe het vrienden die ook gescheiden waren was vergaan, kreeg hij aan de ene kant bevestiging voor zijn huidige gevoelens, maar besefte hij ook dat ze er allemaal overheen waren gekomen, de moeilijke tijd achter zich hadden kunnen laten en de draad van hun leven weer hadden opgepakt; sommigen hadden inmiddels zelfs een nieuwe, gelukkige relatie. Zijn nieuwe leidraad werd: wat voelt als voor altijd is eigenlijk wat je voelt op het moment zelf.

Door mindful afstand te nemen en een emotie op te merken, waar te nemen en toe te laten, ontdekken mensen dat een emotie na verloop van tijd over kan gaan. Bij een emotie van afgunst of jaloezie bijvoorbeeld, kan het helpen om die emotie op te merken zonder erover te oordelen, vooral als de cliënt ook kan zeggen: 'Ik voel die emotie voor dit moment'. Dat is de emotie aanwijzen als een veranderlijke ervaring en opmerken: 'Dit is een emotie die net als mijn ademhaling komt en gaat.' Mindfulness van de ademhaling kan de cliënt helpen bij dat oefenen met waarnemen en loslaten.

Escalatie en controle

Experimenteren met de controle opgeven – 127

Een reactie die we veel zien bij verdriet, woede, angst en jaloezie is de overtuiging dat die 'onplezierige emoties' zullen escaleren tot een hoger, ondraaglijk niveau van intensiteit dat het functioneren belemmert. Cliënten voelen zich vaak 'gegijzeld' door hun intense emoties en geloven dan dat die emoties almaar intenser en moeilijker zullen worden en uiteindelijk een beslissend punt bereiken. Bovendien denken cliënten dat die escalatie onvermijdelijk leidt tot volledig controleverlies ('Dan word ik gek'), fysiek gevaar ('Dan krijg ik een hartaanval') of blijvende invaliditeit ('Dan kan ik niet meer functioneren'). Door dat geloof in steeds grotere escalatie raakt de cliënt in paniek over de intense emotie, en dat gevoel versterkt weer de gedachte dat de intensiteit van de emotie inderdaad blijft toenemen. Pogingen om de emotie per direct in te dammen, met bijvoorbeeld middelengebruik, zelfbeschadiging of een eetbui, kunnen de emotie tijdelijk wel doen afnemen, maar al snel lukt het niet meer om de emotie met die gedragingen te laten verdwijnen, met nog meer paniek over verdere escalatie van de emotie tot gevolg.

Een voorbeeld is de obsessief-compulsieve man met smetvrees die geen voorwerpen in zijn appartement wilde aanraken waarvan hij dacht dat ze besmet waren met de straling afkomstig van zijn horloge. Toen ik hem vroeg wat hij dacht te ervaren als hij zichzelf wel zou blootstellen aan 'besmette' oppervlakken, antwoordde hij: 'Dan word ik zo angstig dat ik het niet zal kunnen verdragen.' Daarop vroeg ik hem: 'Stel dat we een experiment met exposure zouden doen, hoe denk je dan dat je je tien minuten daarna zou voelen?' Hij antwoordde: 'Dan ben ik waarschijnlijk zo doorgedraaid dat ik de hele dag niet meer kan functioneren. Dan is mijn hele week verpest.' Daarop vroeg ik hem: 'Hoe vaak is dat al gebeurd?' En antwoordde hij: 'Ik heb de exposure nog nooit gedaan.' Dat was een duidelijke voorspelling over het escaleren van de angst en het verlies van controle erover, en is een vorm van wat we eerder 'affectief voorspellen' hebben genoemd. Ik vroeg mijn cliënt om al die voorspellingen op papier te zetten, waarna ik hem geleidelijk door de exposure leidde. Tot zijn verrassing escaleerde zijn angst niet meteen tot onhanteerbare niveaus; na afloop ervan besefte hij dat hij zich zelfs iets beter voelde en wilde hij doorgaan met de exposure. De volgende sessie kwam hij hierop terug. Anders dan hij vooraf had voorspeld – namelijk dat de angst zou escaleren en hem zou lamleggen – vertelde hij dat hij na de sessie gewoon naar zijn werk was gegaan en verder een goede dag had gehad. Sterker nog, de dagen daarna waren zelfs bijzonder goed geweest, aangezien hij nu besefte dat zijn angst tijdelijk was.

Ik heb mijn cliënten met een paniekstoornis – en ik heb velen met die stoornis behandeld – vaak verteld dat mensen met een paniekstoornis tijdens een paniekaanval geloven dat de paniek nooit meer overgaat en hen het functioneren onmogelijk maakt, maar dat ik nog nooit heb meegemaakt dat een cliënt naar de sessie kwam met een paniekaanval. Daarmee spiegelde ik dat zelfs zeer intense emoties als paniek vanzelf afwakken. Als cliënten geloven dat hun emotie op een brand lijkt die ze niet meer onder controle kunnen houden, rechtvaardigt dat hun angst voor hun emotie. Een brand blus je immers ook het liefst meteen. Dat gevoel dat sprake is van een noodsituatie en dat het loswoelen van steeds meer emoties niet meer te stoppen is, is een belangrijke factor voor cliënten die bang zijn voor hun emoties en hangt samen met hun gevoelens van urgentie en hulpeloosheid en met het feit dat ze copingmechanismen gebruiken die vaak destructief uitpakken.

Experimenteren met de controle opgeven

Maar stel nu eens dat emoties niet escaleren tot het niveau waarop geen controle meer mogelijk is. Stel dat de emoties alleen onplezierig zijn gedurende een afgebakende tijdsduur? Overtuigingen over escalatie kunnen we toetsen met behulp van ervaringsgerichte-cognitieve experimenten. Iemand met OCS of een paniekstoornis bijvoorbeeld kan opschrijven wat hij concreet verwacht dat er zal gebeuren: hoe denkt die persoon dat de escalatie eruit zal zien? Wat kan hij dan niet meer doen? Hoe lang houdt dat probleem met functioneren aan? Ook retrospectieve rapportages kunnen behulpzaam zijn: hoe vaak heb je in het verleden al gedacht dat je de controle over je emotie zou verliezen? En heb je er weleens naast gezeten met die gedachte? De huidige situatie kan als voorbeeld dienen: 'Ben je, terwijl we hier bij elkaar zitten, volledig belemmerd in je functioneren? Zo niet, waarom dan niet? Wat is er gebeurd met die intense emoties waarvan je dacht dat ze je kapot zouden maken?'

Vervolgens kunnen nieuwe copingstrategieën worden toegepast, bijvoorbeeld: 'Laten we, in plaats van middelen (eetbuien, zelfbeschadiging) te gebruiken eens proberen om op momenten dat je een intense emotie ervaart daarmee om te gaan door mindful afstand te nemen'; 'Probeer je voor te stellen dat je op een surfplank staat en over de golven van emoties surft, die op en neer gaan; soms zijn de golven hoog en soms worden ze kalm' of: 'Stel je nu voor dat je op dit moment boven die situatie staat, letterlijk, op een balkon, en dat je observeert wat er gaande is en dat beschrijft alsof je een scène in een film beschrijft.' Ook kunnen cliënten hun aandacht verplaatsen naar iets anders doen of naar hun doelen. Ter introductie van die strategie zeg je iets als: 'Laten we, in plaats van dat je je concentreert op de huidige emotie, een activiteit bedenken waar je nu meteen mee aan de slag kunt.' De cliënt kan allerlei afleidende activiteiten overwegen, een warm bubbelbad nemen bijvoorbeeld, breien, een huisdier aaien, het huis schoonmaken, naar muziek luisteren, een wandeling maken.

Het emotieschemamodel helpt om emoties te gaan beschouwen als ervaringen die wisselen in intensiteit en in reactie op nieuwe ervaringen en interpretaties sterker of minder sterk worden. Door de intensiteit en de aard van emoties de hele dag door te monitoren en die emotionele ervaringen in verband te brengen met veranderingen van uur tot uur, kan blijken dat een emotie die eerder nog leek te escaleren en onbeheersbaar leek te worden wel degelijk kan veranderen. De therapeut kan suggesties doen voor nieuwe overtuigingen over escalatie, zoals: wat het ook is dat ik nu voel, dat gevoel kan intenser en weer minder intens worden; ik moet geduld hebben en dit gevoel vanzelf minder laten worden; ik kan iets anders gaan doen om op die manier een stap opzij te zetten en te kijken hoe het vanzelf afzwakt; en: mijn emoties hebben me nog nooit kapotgemaakt.

De therapeut helpt de cliënt met onderzoeken van het geloof in de noodzaak om emoties onder controle te houden, dat vaak gepaard gaat met de overtuiging dat onplezierige emoties moeten worden onderdrukt of dat ze iets zijn waar je vanaf moet zien te komen. De overtuiging dat emoties niet onder controle zijn te houden hangt samen met de overtuiging dat emoties escaleren tot het niveau van controleverlies. In plaats van emoties te onderdrukken of te verlangen dat emoties volledig verdwijnen, kan de therapeut opperen dat er dingen zijn die je kunt doen om wel enige controle te krijgen. Voorbeelden daarvan die al eerder werden besproken, zijn mindful afstand nemen, waarbij een emotie wordt waargenomen en opgemerkt zonder er controle over uit te oefenen, het handelen naar een emotie uitstellen, veranderen van een emotionele ervaring met cognitieve herstructurering, acceptatie, gedragsactivatie of het veranderen van doelen. De therapeut kan zoiets zeggen als: 'Vroeger geloofde je dat je de controle over je emoties zou verliezen en dat ze zodanig zouden escaleren dat het gevaarlijk werd. We gaan nu zien dat er dingen zijn die je kunt doen die je helpen om een emotie te verdragen, je aandacht op iets anders te richten, een stapje opzij te zetten van de emoties, boven de emotie te gaan staan, een tijdje met de emotie mee te surfen en nog andere manieren om de intensiteit van de emotie te laten veranderen. Als je die dingen doet, verandert er misschien wel iets aan je idee dat je geen controle hebt en dat je emoties gevaarlijk zijn.'

Persoonlijke empowerment

De veerkrachtpil – 130

Constructief ongemak – 131

Succesvolle onvolmaaktheid – 131

Trots op het overwinnen van obstakels – 132

Veel cliënten komen in therapie met in hun hoofd het doel om volledig van hun angst, verdriet, woede of andere ongewenste emotionele ervaringen af te komen. Ik heb weleens gezegd dat je dat kunt vergelijken met proberen weg te rennen van je eigen heupen: hoe hard je ook rent, ze blijven altijd bij je. In plaats van het als doel van de therapie te beschouwen dat je van onplezierige emoties afkomt en dat 'alles gemakkelijk wordt', benadrukt therapie volgens het emotieschemamodel hoe belangrijk het is om moeilijke ervaringen te kunnen verdragen en er iets mee te doen, zodat ze een middel worden dat een doel dient. Het vermogen om ongemak te verdragen wordt in therapie volgens het emotieschemamodel beschouwd als een middel om doelen te kunnen behalen waar mensen waarde aan hechten.

De therapeut kan beginnen met vragen hoe lang de cliënt al bezig is met proberen van de onplezierige emoties af te komen: 'Hoe vaak heb je al gedacht dat je van een onplezierige emotie af moest zien te komen? En, heeft dat gewerkt?' Het idee dat ongemak soms de *ervaringsgerichte weg naar vooruitgang* is, kan de therapeut illustreren aan de hand van het volgende voorbeeld: 'Stel, je arts heeft tegen je gezegd dat je zeven kilo moet afvallen om je risico op een hartinfarct te verminderen. Hoe zou je dat aanpakken?' De cliënt antwoordt dan misschien: 'Ik zou minder moeten eten en meer bewegen.' Daarop zegt de therapeut: 'Oké, laten we het nu eens zo bekijken: je doel is om zeven kilo af te vallen. Ik vraag je wat je moet doen om dat voor elkaar te krijgen en jij zegt tegen mij: minder eten en meer bewegen. Ik zou je dan niet vragen of minder eten en meer bewegen iets is wat je graag wílde doen, ik zou vragen of je ertoe bereid zou zijn. Bereid zijn om iets te doen betekent dat je ervoor kiest om iets te doen dat jou verder brengt in de richting die je wilt inslaan. We moeten dus onderscheid maken tussen datgene wat je wílt doen en datgene wat je bereid bent te doen.' Met dit voorbeeld heeft de therapeut het idee geïntroduceerd dat mensen 'keuzes' kunnen maken die zijn gericht op het behalen van toekomstige doelen, in plaats van alleen op het kortetermijndoel om van hun ongemak af te komen. Daarna zegt de therapeut: 'Dat is nu wat ik bedoel met persoonlijke empowerment: de bereidheid om te doen wat noodzakelijk is om de doelen te behalen waaraan je waarde hecht. Het idee van persoonlijke empowerment is dat ongemak een investering is, een middel om een doel te behalen. Ben je eenmaal in staat om gebruik te maken van je vermogen om ongemak te verdragen, dan ben je ook in staat om doelen waaraan je waarde hecht te verwezenlijken.'

De veerkrachtpil

Cliënten zijn vaak op zoek naar een magische 'pil' die hen van hun ongemak verlost, en voelen zich vervolgens ontmoedigd als ze ontdekken dat zo'n pil niet bestaat. De pil waarnaar ze op zoek zijn zou hen bevrijden van onplezierige ervaringen. Het emotieschemamodel suggereert een ander type metafoor: 'Stel dat ik een pil had waardoor ik de onplezierige dingen kon doen die we nu eenmaal moeten doen om ons leven beter te maken: bewegen, afvallen, hard werken, zelfdiscipline hebben. Die pil zorgt ervoor dat je de dingen die je niet wilt doen wél doet, zodat je daarna datgene kunt krijgen wat je graag wilt. Laten we die pil de veerkrachtpil noemen. Met de veerkrachtpil zou je nog steeds wel enig ongemak ervaren, maar je zou de moeilijke dingen die nu eenmaal moeten wel doen. Zou je die pil nemen?'

De *veerkrachtpil* brengt een tegenstelling aan tussen de 'onplezierige ervaring' en 'gewaardeerde doelen'. Er wordt van de cliënt gevraagd om te veranderen van iemand die 'wegduikt voor ongemak' in iemand die bereid is ongemak te verdragen en het als investering te zien, om op die manier gewaardeerde doelen te kunnen bereiken. De therapeut moedigt de cliënt aan tot 'persoonlijke empowerment' of 'veerkracht', dat wil zeggen, het vermogen om gedrag te vertonen dat uitdagend en moeilijk is en daarbij ongemak te ervaren, als onderdeel van het streven naar waardevolle actie om een betekenisvol leven te kunnen leiden. Aan dit idee liggen drie concepten ten grondslag: *constructief ongemak*, dat wil zeggen 'het vermogen ongemak te gebruiken als een middel om vooruitgang te boeken', *succesvolle onvolmaaktheid*, dat wil zeggen 'het vermogen om iedere dag opnieuw dingen op een onvolmaakte manier te doen, om er op die manier elke dag weer iets beter in te worden' en *trots zijn op het overwinnen van obstakels*, dat wil zeggen 'op zoek gaan naar obstakels om te overwinnen, om op die manier een legitieme basis voor zelfwaardering te krijgen'. Het idee is dat mensen leren de moeilijke dingen te doen die nodig zijn om een leven te hebben dat ze in al zijn volheid ervaren.

Constructief ongemak

Met 'constructief ongemak' bedoelen we het idee dat mensen het vermogen om ongemak te verdragen gebruiken om iets constructiefs of productiefs te doen. Een voorbeeld is sporten. Dat kan vaak ongemakkelijk en onplezierig zijn, maar je kunt er ook naar kijken als een investering in een toekomstig zelf – een gezond lichaam. Door te focussen op het ontwikkelen van het vermogen om constructief ongemak na te streven, verlegt de therapeut de aandacht van het 'afkomen van ongemak' naar het 'verdragen en benutten van ongemak'. Cliënten kunnen hiermee oefenen door als huiswerkopdracht ervaringen van ongemak bij te houden die hebben geholpen om stappen in de gewenste richting te zetten. Andere geschikte huiswerkopdrachten zijn exposure-oefeningen, oefeningen om uitstelgedrag tegen te gaan, assertiviteitsoefeningen of oefenen met andere 'onplezierige ervaringen'. Tijdens die 'experimenten' kan de cliënt een simpel 'mantra' uitspreken: ik ben iemand die de moeilijke dingen doet. Dat mantra is tegengesteld aan de uitspraak: ik ben iemand die van ongemak af wil komen. Die benadering van constructief ongemak werkt bevorderend voor exposure, gedragsactivatie en het commitment aan een leven dat wordt gewaardeerd.

Succesvolle onvolmaaktheid

Een tweede aspect van persoonlijke empowerment is het idee van succesvolle onvolmaaktheid. In plaats van gedrag op zo'n manier te bekijken dat het wordt afgemeten aan hoge standaarden die uitnodigen tot zelfkritiek, ligt de nadruk op het proces van steeds een stapje verder vooruitkomen, vergelijkbaar met de manier van werken bij shaping. Je kunt er steeds succesvoller in worden om stappen te zetten in de richting van je doelen terwijl je dingen doet op een manier die niet volmaakt is. Ervaringen zoals af en toe falen, gefrustreerd raken, dingen doen die niet 'precies goed' zijn, worden stuk voor stuk onderdeel van het proces van 'op een normale manier stappen vooruit zetten'. Cliënten worden aangemoedigd tot het hanteren van die aanpak door zich voorbeelden te herinneren van mensen die ze bewonderen die ook met terugslagen te kampen hebben gehad en ervaringen hebben met onvolmaaktheid. Bij deze manier van denken ligt de nadruk dus niet op volmaaktheid maar op vooruitgang.

Trots op het overwinnen van obstakels

Een derde aspect van persoonlijke empowerment is trots zijn op het overwinnen van obstakels. Het achterliggende idee hierbij is dat zelfwaardering eerder wordt versterkt door het overwinnen van moeilijkheden dan door je prettig te voelen. Dit idee kan worden geïllustreerd door de cliënt een 'geschiedenis van trots' te laten optekenen. De therapeut zegt tegen de cliënt: 'Laten we een lijstje maken van die dingen in je leven die je een trots gevoel hebben gegeven: dingen die je hebt gedaan die je een goed gevoel gaven, waarvan je het gevoel had dat ze juist waren om te doen, en waarvoor gold dat je door datgene te doen handelde in overeenstemming met wat belangrijk voor je was.' Cliënten noemen vaak voorbeelden zoals het aanleren van een bepaalde vaardigheid (een muziekinstrument bespelen, een taal leren, een vorm van dans of een sport), het bereiken van doelen op het vlak van opleiding (onderwijs of een bijscholingscursus volgen), goed zijn voor een vriend of familielid (zorgen voor de kinderen of ouders) of andere prestaties die voor hen verbonden zijn met hun waarden. Daarna vraagt de therapeut: 'Welke van die dingen ging gepaard met een zekere moeite?' Cliënten realiseren zich dan dat hun trots juist een gevolg was van de waarde die het gedrag voor hen had en de obstakels die ze ervoor moesten overwinnen. De therapeut kan iets zeggen als: 'We kunnen ons gevoel van veerkracht, empowerment en zelfwaardering opbouwen door op zoek te gaan naar moeilijke dingen om te doen, zodat we obstakels kunnen overwinnen. Trots zijn op de dingen die je hebt gedaan hangt samen met waarden en moeite, niet met gemak.'

Ambivalentie en complexiteit verdragen

Besluitvorming en emotieschema's – 134

Overtuigingen over ambivalentie – 135

Het emotieschemamodel moedigt aan tot het vergroten van de differentiatie tussen emoties en het uitbreiden van het repertoire aan emoties die mensen kunnen ervaren. Sommige mensen geloven dat ze eigenlijk 'één gevoel' zouden moeten hebben, in plaats van een diversiteit van en rijkdom aan gevoelens. Die nadruk op *eenwaardige* gevoelens leidt vaak tot besluiteloosheid, rumineren, twijfel aan zichzelf en moeite om de complexiteit van relaties te verdragen. Uitgaand van het *inclusiviteitsprincipe*, waarbij een brede diversiteit aan gevoelens wordt geaccepteerd, herformuleert de therapeut in therapie volgens het emotieschemamodel ambivalentie als rijkdom van de emotionele ervaring en als een teken van een groter bewustzijn van alle verschillende facetten van het leven. Een voorbeeld: in plaats van aan te moedigen tot rumineren over de vraag 'hoe komt het toch dat ik gemengde gevoelens heb ten opzichte van mijn partner' normaliseert de therapeut ambivalentie als een weerspiegeling van de werkelijkheid dat relaties nu eenmaal complex zijn. Bovendien beschouwt therapie volgens het emotieschemamodel ambivalentie niet als reden om geen actie te ondernemen, maar als een realistische inschatting die mensen bij hun besluitvorming kunnen betrekken. Zonder ambivalentie immers geen beslissing.

Besluitvorming en emotieschema's

Emotieschema's spelen een rol bij besluitvorming aangezien een van de doelen van het nemen van een beslissing het ervaren van de emoties is die met de uitkomsten van de beslissing gepaard gaan. Een rationele keuze houdt rekening met het toekomstige nut, de kosten en de waarschijnlijkheid van de mogelijke uitkomsten. Mensen die een beslissing nemen, verschillen in hun oordeel over wat nog acceptabele uitkomsten zijn: sommige mensen hangen een strategie van 'maximaliseren' aan, waarbij het doel een bijna honderd procent positieve uitkomst is en de kosten laag of zelfs nul moeten zijn (Simon 1972). Anderen kiezen voor een strategie van genoegen nemen met 'bevredigende' uitkomsten; zij zijn bereid uitkomsten te accepteren die minder dan volmaakt zijn, die ook bepaalde kosten met zich meebrengen en waarbij sprake is van een zekere mate van onzekerheid en zelfs moeite. Het onderscheid tussen mensen die kiezen voor 'maximaal' en degenen die kiezen voor 'bevredigend', oftewel *maximizers* tegenover *satisfiers*, werd voor het eerst gemaakt door Herbert Simon (1955, 1956, 1978), die opperde dat het nemen van een beslissing in een situatie van onzekerheid een situatie is die individuele stijlen oproept van beoordelen wat bevredigend is. Een *satisfier* is bereid te zeggen dat het zo goed genoeg is, terwijl een *maximizer* meer verlangt. In het emotieschemamodel zouden we zeggen dat *maximizers* worden gedreven door emotioneel perfectionisme als doel. Onderzoek naar deze besluitvormingsstijlen laat zien dat *maximizers* besluitelozer, minder blij met de keuzes die ze maken en depressiever zijn, dat ze bij het nemen van een beslissing meer op anderen leunen en bovendien vaker achteraf spijt hebben van hun keuzes (Schwartz et al. 2002; Iyengar et al. 2006; Parker et al. 2007). *Maximizers* zijn meer geneigd tot alleen opwaarts vergelijken, in plaats van te vergelijken met een groter scala aan mogelijke uitkomsten, en dat leidt tot grotere ontevredenheid. De dysforie die we bij hen zien, is vaak een gevolg van spijtgevoelens die gepaard gaan met de uitkomsten van hun beslissing, doordat ze de werkelijke uitkomsten vergelijken met ideale uitkomsten en die werkelijke uitkomsten niet voldoen aan het door hen gestelde doel. Het onderliggende emotionele perfectionisme en het niet kunnen verdragen van ambivalentie over de uitkomsten draagt eraan bij dat *maximizers* naar ideale uitkomsten streven, terwijl ze onzekerheid zo veel mogelijk proberen te elimineren door meer informatie te verzamelen, wat het nemen van een beslissing weer vertraagt. Maximizers kunnen de 'kosten van het mislopen van een kans' die gepaard gaan met niet veranderen, over het hoofd zien, doordat ze het uitstellen om zich aan een van beide alternatieven te committeren. Ze negeren de 'kosten van het zoeken' die de zoektocht naar het ideale alternatief met zich meebrengt en laten de kans lopen om te genieten van datgene wat ze al hebben of waarnaar ze kunnen streven.

Overtuigingen over ambivalentie

Cliënten die moeite hebben met het verdragen van ambivalentie geven vaak blijk van negatieve automatische gedachten over gemengde gevoelens. *Veelvoorkomende manieren van denken die ten grondslag liggen aan ambivalentie zijn*:

Dichotoom denken, bijvoorbeeld: het is óf helemaal goed óf helemaal slecht. De relatie met hun partner is fantastisch of vreselijk, in plaats van een mengeling van positieve, negatieve en neutrale ervaringen. Dichotoom denken ligt ook ten grondslag aan het verlangen naar monovalente emoties – ik voel me goed óf ik voel me echt slecht – in plaats van emoties te beschouwen als verschijnselen langs een continuüm en de ervaring als iets dat altijd stroomt.

Etiketteren, door bijvoorbeeld te denken: dit is een onaanvaardbaar alternatief of een slechte keuze. Iemand die geen ambivalentie kan verdragen plakt uitkomsten etiketten met 'goed' of 'slecht' op, in plaats van als een evenwicht tussen water bij de wijn doen en krijgen wat je wilt. Iemand die een auto aanschaft, kan het benzineverbruik van de auto waarvoor hij kan kiezen positief beoordelen, maar het comfort en de luxe als relatief negatief. Vergeleken met het alternatief, een andere auto die veel benzine verbruikt, meer comfort biedt en duurder is, kan de eerste auto, als hij die kiest, echter toch worden beschouwd als de optie die de voorkeur verdient.

Positieve aspecten onderwaarderen, door bijvoorbeeld te denken: die positieve kanten zijn niet even belangrijk. Het is typerend voor iemand die maximalisatie eist om de positieve aspecten van een alternatief te onderwaarderen, door die positieve aspecten als onbeduidend of irrelevant te beschouwen of door te denken dat ze kunnen worden weggestreept tegen eventuele negatieve aspecten. Een voorbeeld: de man die overweegt zich te committeren aan een huwelijk kan de positieve eigenschappen van zijn partner onderwaarderen – haar intelligentie, warmte, compassie, vermogen om relaties aan te gaan met anderen en haar waarden – alsof dat vanzelfsprekende kwaliteiten zijn in plaats van kwaliteiten die misschien wel essentieel zijn voor een goede relatie.

Negatief filteren, zoals bij: focussen op de negatieve aspecten. Iemand focust bijvoorbeeld op de negatieve eigenschappen van zijn partner en laat alle andere informatie buiten beschouwing. Zijn onvermogen om ambivalentie te verdragen leidt ertoe dat hij het volledige spectrum aan eigenschappen van zijn partner negeert en alleen aandacht schenkt aan het negatieve, daar de nadruk op legt en zich dat herinnert. Wanneer hij vervolgens de optie overweegt om de relatie met haar te beëindigen, focust hij juist weer volledig op de negatieve gevolgen van het alleen zijn en, ironisch genoeg, op datgene wat hij zou verliezen als hij de relatie met zijn huidige partner zou opgeven.

Waarzeggen, bijvoorbeeld: dit zal tot een negatieve uitkomst leiden. In de waarneming van diegene leidt een bepaalde keuze tot een negatieve uitkomst, in plaats van tot een scala aan mogelijke uitkomsten, met elk hun eigen minder leuke kanten. Iemand die door het onvermogen om ambivalentie te verdragen moeite heeft om beslissingen te nemen, voorspelt vaak onheilspellende gevolgen van een beslissing, en dat geldt vooral als die beslissing gaat over het veranderen van de huidige situatie. Met die vorm van affectief voorspellen, dus door te voorspellen dat een uitkomst tot negatieve emoties leidt, worden verzachtende factoren die kunnen optreden of copingstrategieën die kunnen worden gebruikt vaak over het hoofd gezien.

Emotioneel redeneren, bijvoorbeeld: aangezien ik me er ambivalent over voel, moet het wel een slechte keuze zijn. De ambivalentie wordt gebruikt als bewijs dat de keuze niet bevredigend kan zijn, en degene die zo redeneert hoopt dat er een moment komt waarop hij zich 'er klaar voor' voelt om de beslissing te nemen en de emoties volkomen monovalent zullen zijn.

Moet-denken, bijvoorbeeld: ik moet volkomen gelukkig zijn met de keuze die ik heb gemaakt, of: ik moet hier niet ambivalent in staan. Dergelijke 'moetens' of eisen bij emotioneel perfectionisme liggen ten grondslag aan de overtuiging dat ambivalentie slecht is, moet worden geëlimineerd, ten koste van alles moet worden vermeden en dat handelen niet mogelijk is als sprake is van ambivalente gevoelens.

In therapie volgens het emotieschemamodel kan de therapeut cliënten helpen bij het omgaan met besluitvorming en ambivalentie door eerst de moeite met het verdragen van ambivalentie te benoemen, vervolgens de aannames en automatische gedachten achter de ambivalentie te onderzoeken en dan te bekijken wat de kosten en baten zouden zijn van het wél accepteren van ambivalentie. Ook kan de cliënte stilstaan bij de vele voorbeelden in haar leven waarin ze wél leeft met ambivalentie en het ook accepteert, in relaties met familieleden en vrienden bijvoorbeeld, op haar werk of in haar studie, als het om haar woonsituatie gaat of in haar politieke en religieuze overtuigingen. Besluiteloosheid kan worden onderzocht in termen van de kosten van het laten lopen van kansen door geen beslissing te nemen, de kosten van het rumineren voor en na het nemen van een beslissing en de extra 'onderzoekskosten' van de zoektocht naar de gemaximaliseerde optie. De therapeut kan zeggen dat een keuze voor het ene alternatief in plaats van het andere misschien slechts marginale en onbeduidende voordelen heeft, dat niet kiezen ook een keuze is en dat zoiets als een volmaakte optie niet bestaat. En er kan worden onderzocht of het beste maken van wat je hebt misschien een goede alternatieve strategie zou kunnen zijn voor het maximaliseren.

In plaats van ambivalentie als iets negatiefs te beschouwen, kan de therapeut opperen dat bij het maken van keuzes hoort om compromissen te accepteren. Ieder alternatief heeft zo zijn eigen voors en tegens, maar die werkelijkheid betekent niet dat de keuze voor een van beide waardeloos is. Het onvermogen om ambivalentie te verdragen ligt ten grondslag aan aversie tegen risico's, waarbij iemand zoekt naar een risicoloos alternatief, dat echter niet bestaat. De therapeut kan zeggen dat er geen sprake is van nul procent tegenover honderd procent risico, maar dat er altijd een zeker risico is.

Emoties in verband brengen met waarden

Pijn met een doel – 140

Een leven dat het waard is om voor te lijden – 141

Een ladder van hogere betekenis beklimmen – 141

Als alles wordt afgepakt – 142

Het leven is prachtig – 142

© Bohn Stafleu van Loghum is een imprint van Springer Media B.V., onderdeel van Springer Nature 2020
R. L. Leahy, *Therapie volgens het emotieschemamodel*, https://doi.org/10.1007/978-90-368-2430-9_28

Moeilijke emoties hangen vaak samen met de waarden die de cliënt koestert. Zo kan jaloezie te maken hebben met waarden op het gebied van commitment, gehechtheid, eerlijkheid en intimiteit. Angst kan te maken hebben met waarden over bekwaam zijn in je werk of goed met anderen kunnen communiceren. Woede kan samenhangen met waarden over respect en rechtvaardigheid, en eenzaamheid met verbondenheid als een waarde. De therapeut kan met de cliënt bespreken dat intimiteit, verbondenheid, rechtvaardigheid en integriteit inderdaad positieve waarden zijn, maar daar tegelijk aan koppelen dat teleurstellingen (en desillusies) onvermijdelijk zijn. In plaats van op die teleurstellingen te reageren door de waarden op te geven, kan de therapeut de cliënt helpen om dat niet te doen, door te bevestigen dat ze belangrijk zijn, maar daarnaast ook de noodzaak te erkennen van flexibiliteit in omgaan met waarden in een leven met ervaringen die daar vaak niet aan voldoen.

Een vrouw kwam in therapie nadat haar echtgenoot het gezin had verlaten. Ze had veel verdriet over die gebeurtenis, die in haar ogen het einde van haar gezinsleven betekende. Tijdens de eerste sessie verontschuldigde ze zich voor het feit dat ze huilde: 'Ik huil maar zelden. Blijkbaar ben ik de controle aan het verliezen.' De therapeut vroeg haar wat ze het ergst vond aan de scheiding, en ze antwoordde: 'Ik zal de feestdagen met het hele gezin zo missen: samen de kerstboom opzetten, elkaar cadeautjes geven, samenzijn als gezin.' De therapeut bracht haar verdriet in verband met haar waarden over gezin, samenzijn, continuïteit in relaties en het met elkaar delen van liefde en herinneringen, en zei: 'Dat zijn belangrijke waarden voor jou en ik zie dat de negatieve kant van die medaille betekent dat je op dit moment verlies, gedesillusioneerdheid en eenzaamheid voelt. Maar die waarden van jou kun je blijven nastreven, ook samen met je dochter en met andere mensen.' De cliënte zei: 'Maar ik weet niet waarom ik zo van streek ben.' De therapeut antwoordde: 'Je hebt een gebroken hart. En dat komt omdat je een hart hebt. Je hebt het vermogen om dingen te voelen omdat dingen er voor jou toe doen. Zo iemand ben jij.'

Pijn met een doel

Pijn dient vaak een doel: het wijst op iets dat in het hier en nu ontbreekt. De vraag voor de cliënt is dan wat de diepere betekenis of het doel is wat voor hem waarde is. Is dat het verlies van verbondenheid, een gevoel van onbekwaamheid of een gevoel van verraad? De waarden die in al die voorbeelden tot uiting komen, hebben te maken met verbondenheid en commitment, gewetensvolheid en eerlijkheid. Wanneer we het verlies van een intieme relatie meemaken en daarbij verdriet en eenzaamheid ervaren, betekent dat niet dat relaties en verbondenheid met anderen vanaf dat moment niet meer belangrijk zijn. Je kunt wel een relatie kwijtraken, maar niet de waarde van een relatie. Wanneer je een taak niet goed genoeg hebt uitgevoerd, kun je je verdrietig en teleurgesteld voelen, maar het feit dat het niet is gelukt betekent niet dat je het streven naar bekwaamheid en jezelf verbeteren hebt opgegeven.

Een leven dat het waard is om voor te lijden

Het benoemen van de waarden achter verdriet kan soms een troostende uitwerking hebben. Een vrouw van wie de zoon was overleden na een lang ziekbed vertelde: 'Het is nu meer dan een jaar geleden en ik kan maar niet over het verlies heenkomen. Ik dacht dat ik erop voorbereid was, maar blijkbaar was dat toch niet het geval.' Het idee van 'eroverheen komen' is een gedachte die veel mensen hebben, en verschilt van het accepteren van de pijn zoals die komt en gaat. Ik antwoordde: 'Ik weet hoeveel je van je zoon hield en daarom zou ik bijna zeggen dat ik hoop dat je er nooit overheen komt. Wat ik daarmee bedoel is dat ik hoop dat je je altijd zult blijven herinneren hoeveel hij voor je betekent, hoeveel je van hem houdt en altijd zult blijven houden, en dat je een leven opbouwt waarin ruimte is voor dat verlies. En dat je naast het verdriet om de herinnering aan het verlies ook vreugde en troost voelt om het feit dat je hem in je leven hebt gehad. Het doel in het leven is niet om lijden volledig te vermijden. Het feit dat je je zoon in je leven hebt gehad – al was het maar kort – is het lijden waard dat je nu voelt over het verlies.' De waarde die hier wordt bevestigd is de waarde van houden van iemand die bijzonder is. De boodschap is dat iedere liefde het risico op verlies en verdriet in zich draagt. Dat is de werkelijkheid die bij liefde hoort.

Verschillende technieken kunnen helpen bij het scheppen van helderheid over de waarden van cliënten. De eerste techniek heet *Een leven dat het waard is om voor te lijden*, waarin wordt onderkend dat lijden, verlies en desillusies onvermijdelijke gevolgen kunnen zijn van gehechtheid, liefde en verbondenheid met anderen. Die waarde maakt het mogelijk het lijden te accepteren en brengt mensen in herinnering dat het verlies aangeeft hoe waardevol het was wat ze hebben ervaren.

Een ladder van hogere betekenis beklimmen

Een tweede techniek, *Een ladder van hogere betekenis beklimmen*, is een alternatief voor de techniek in de therapie van Beck, de neerwaartse pijl of verticale afdaling. In de techniek van de neerwaartse pijl begint iemand met een gebeurtenis die hem van streek maakt en vraagt de therapeut steeds opnieuw: 'En wat zou dat voor je betekenen?', om uiteindelijk uit te komen bij een kernschema of kernovertuiging. Een voorbeeld: 'Als mijn partner me zou verlaten, ben ik alleen en als ik alleen ben, ben ik ongelukkig, omdat ik zonder partner niet in staat ben mezelf gelukkig te maken.' Bij de techniek van hoger op de ladder wordt uitgegaan van dezelfde gebeurtenis, geen partner hebben, maar 'klimt' de cliënt vervolgens naar een hogere waarde: 'Als ik mijn partner zou kwijtraken, raak ik van streek omdat het belangrijk voor me is om een partner te hebben, omdat ik het fijn vind om mijn leven te delen en ik vind het fijn om mijn leven te delen omdat ik een liefhebbend iemand ben.' Dankzij het beklimmen van de ladder kan de cliënt het positieve schema 'liefhebbend iemand' bevestigen, en daarna op zoek gaan naar manieren om weer een liefhebbend iemand te worden. Een vrouw verloor haar man na een huwelijk van vele jaren en voelde zich berooid achtergebleven. Door weer te focussen op haar waarde van een liefhebbend iemand zijn, lukte het haar weer te beseffen dat ze die waarde ook kon bevestigen in het liefhebben van haar dochter, haar vrienden en, na verloop van tijd, door een huisdier te nemen.

Als alles wordt afgepakt

Een andere techniek die duidelijkheid kan geven over waarden is *Als alles wordt afgepakt*. Bij deze techniek wordt de cliënt gevraagd zich voor te stellen dat alles wat hij heeft van hem is afgepakt, met inbegrip van zijn lichaam, zintuigen, bezittingen en familieleden. De enige manier waarop hij een van die dingen terug kan krijgen is door een pleidooi te houden waarin hij duidelijk maakt dat hij datgene echt op waarde schat. Een voorbeeld is de man die een opdracht op zijn werk slecht had uitgevoerd en zich er zorgen over maakte dat hij zijn status in het bedrijf zou kwijtraken; hij rumineerde over zijn 'mislukking'. Ik vroeg hem het rumineren even terzijde te schuiven en zich voor te stellen dat alles hem was ontnomen en dat hij een pleidooi moest houden, over elk van die dingen afzonderlijk, waarbij hij duidelijk maakte dat hij waardering had voor datgene wat hij wel en voor datgene wat hij niet terug kon krijgen. Hij viel plotseling stil en begon na te denken over de waarde van zijn kinderen en zijn vrouw en hoeveel zij voor hem betekenden. Toen hij twee weken later terugkwam, voelde hij zich veel beter en vertelde hij over het volgende voorval: 'Ik kwam een buurvrouw tegen die we al maanden niet hadden gezien, die me vertelde dat ze inderdaad niet veel buiten was geweest omdat haar man een maand geleden was overleden.' Hierdoor werd hij zich nog sterker bewust van wat hij wél had en waar hij niet bij stilstond op de momenten dat hij zich zorgen maakte over zijn werk.

Het leven is prachtig

Een laatste techniek die duidelijk kan maken welke waarden mensen koesteren, is *Het leven is prachtig*. Hierbij wordt de cliënt gevraagd zich voor te stellen hoe het leven van andere mensen eruit zou hebben gezien als hij nooit had bestaan. De techniek is gebaseerd op de Hollywood-klassieker *It's a wonderful life*, waarin James Stewart een wanhopige bankier speelt wiens bank op het punt staat failliet te gaan, en de cliënt wordt gevraagd om stil te staan bij alle levens die hij heeft beïnvloed. Een vrouwelijke cliënt dacht bijvoorbeeld na over de betekenis die haar leven tot dan toe had gehad voor haar langdurig zieke moeder voor wie ze zorgde, haar cliënten (ze was therapeut) en haar man en kinderen. Ze stond nog wat langer stil bij de vraag op welke manieren haar leven in het verleden voor zoveel mensen van betekenis was geweest en dit nog steeds was, en ze begon het contact met de betekenis die ze in de toekomst nog zou hebben te voelen. Het op die manier scheppen van helderheid over een waarde – iets betekenen voor anderen – hielp haar het doel te vinden dat ze nodig had om zich door haar recente depressieve episode heen te slaan.

Interpersoonlijke emotieschema's

Het probleem met overtuigingen over rationaliteit en redelijkheid – 144

De relatiekamer – 144

Zoals al eerder gezegd, is het emotieschemamodel een sociaal-cognitief model dat veronderstelt dat wij mensen impliciete theorieën aanhangen over onze eigen emoties en de emoties van anderen. Het emotieschemamodel kunnen we uitbreiden naar de emotionele intelligentie van de cliënt over andere mensen. Stel dat de partner van de cliënt van streek is, vindt de cliënt dan dat de partner die gevoelens niet zou moeten hebben, zijn emoties niet meer onder controle heeft zodat de emoties nooit meer overgaan, dat hij altijd rationeel zou moeten zijn en dat andere mensen die gevoelens niet zouden hebben? En zo ja, wat is dan het gevolg van die overtuigingen? De therapeut kan vragen stellen over de manier van denken en reageren van de cliënt op de emoties van zijn partner of andere mensen. Stel bijvoorbeeld dat een vrouw van mening is dat haar partner niet angstig zou moeten zijn, wat voor effect heeft dat dan op hun relatie? Leiden die overtuigingen ertoe dat ze het hem verwijt dat hij die emoties heeft, hem invalideert, of leidt het tot een neerbuigende of minachtende houding ten opzichte van haar partner?

Het probleem met overtuigingen over rationaliteit en redelijkheid

Sommige cliënten geloven dat hun partner altijd rationeel moet zijn: 'Ik kan niet geloven dat ze dat heeft gezegd, het was zo irrationeel en onredelijk.' Dat idee dat de boosheid en angst van de partner nooit op irrationele en onredelijke gedachten gestoeld zouden mogen zijn is op zichzelf juist irrationeel. De therapeut kan vragen stellen over wat de gevolgen zijn van de overtuiging dat je partner altijd rationeel en redelijk moet zijn. Een man vertelde dat hij weliswaar wist dat zijn vrouw van hem hield en hem respecteerde, maar dat hij er niet tegen kon dat ze hem op haar irrationele en onredelijke momenten op boze toon bekritiseerde. De therapeut vroeg: 'Waarom niet? Waarom moet ze redelijk en rationeel zijn terwijl ze boos is?' De cliënt keek onthutst, maar kreeg wel een nieuw inzicht. Hij constateerde bij zichzelf de overtuiging dat het onredelijk van haar was als ze boos op hem was, aangezien hij van haar hield en haar respecteerde. En aangezien hij redelijk en liefdevol was, moest zij dat ook altijd zijn. Deze vorm van emotioneel perfectionisme droeg bij aan de escalatie van hun ruzies en zorgde ervoor dat hij na afloop nog dagenlang bleef rumineren, met gedachten in de trant van: hoe is het mogelijk dat ze me zo behandelt?

De relatiekamer

Een geschikte metafoor voor het normaliseren van moeilijke emoties in een relatie is die over de *relatiekamer*: 'Ik stel me een grote kamer voor, gevuld met allerlei voorwerpen, waarin ieder voorwerp een emotie, ervaring, herinnering of mogelijkheid is die jij en je partner met elkaar delen. Sommige van die voorwerpen zijn plezierig, andere onplezierig en weer andere neutraal. Nu ga je, in die grote kamer, ruimte maken voor een onplezierige emotie – je kunt hem bijvoorbeeld daar op die stoel leggen als je wilt – maar die emotie zal er zijn. We gaan de kamer beschouwen als een ruimte die groot genoeg is om al die ervaringen en emoties te omvatten.' Het op die manier vergroten van de acceptatie van emoties heeft vaak een heilzaam effect op het vermogen om moeilijke emoties die andere mensen hebben te verdragen. De cliënt kan onderzoeken wat de kosten en baten zijn van het maken van ruimte voor moeilijke emoties.

Gelooft de cliënt dat hij de emoties van de partner onder controle moet houden, ervoor moet zorgen dat de ander zich niet meer zo voelt? Of vernedert hij de ander, bagatelliseert hij de ervaring van de ander of vermijdt hij het om naar de ander te luisteren? Sommige cliënten geloven bijvoorbeeld dat ze ervoor moeten zorgen dat hun partner zich meteen beter gaat voelen, en opperen dan een probleemoplossende benadering, waarna ze alleen maar nog gefrustreerder raken als hun partner die oplossingen verwerpt. 'Ze wil alleen maar praten over hoe ze zich voelt en ik begrijp niet waarom ze niet gewoon naar me kan luisteren en het probleem oplossen. Daar ben ik nu eenmaal beter in.' Vrouwen ervaren dit vaak als 'mansplaining': een betuttelende of zelfs neerbuigende benadering van de emoties van de vrouw, waarin de man wel even zal uitleggen hoe het zit. Natuurlijk kan de man best positieve intenties hebben en zijn partner oprecht willen helpen om zich beter te voelen, maar die reflex van het probleem willen oplossen ervaart zij als invaliderend, betuttelend en zelfs overheersend. (Overigens kunnen ook mannen een aanbod van hun partner om het probleem op te lossen natuurlijk als invaliderend ervaren.) De therapeut kan de cliënt helpen door te vragen: 'Wat denk je dat je partner van jou wilde tijdens die interactie?' Dat is iets heel anders dan vragen: 'Wat wilde jij dat er zou gebeuren?' Dan blijkt vaak dat de cliënt die aanbood het probleem op te lossen eigenlijk wilde dat zijn partner ermee ophield om zich zo te voelen. Maar dat was niet het doel van de partner met de onplezierige emotie. Die wilde haar emotie delen met de ander, het gevoel hebben dat er iemand naast haar stond, iemand die haar begreep.

De therapeut kan ook vragen: 'Hoe zou jij willen dat je partner zou reageren op jouw emoties?' Een man die vaak kwaad werd op zijn vrouw als ze haar emoties wilde delen en niet blij was met zijn voorstellen om het probleem op te lossen, erkende grappig genoeg dat hij zelf ook wilde dat zijn vrouw hem vaker zou valideren. Dat leidde tot een gesprek over het feit dat de vader van de cliënt, een strenge, kritische, anti-emotionele man, zijn zoon vroeger nooit bevestiging leek te hebben gegeven, waardoor de cliënt het gevoel had gekregen dat emoties er niet toe deden. Bij nader inzien begon hij nu te beseffen dat hij in de omgang met zijn vrouw op zijn vader was gaan lijken. Sterker nog, hij had ook dezelfde anti-valideringsovertuigingen ontwikkeld als zijn vader: 'Als je haar aanmoedigt om over haar emoties te praten, gaat ze daar eindeloos mee door. Het is tijdverspilling om naar emoties te luisteren en ze te valideren. Je beloont er alleen het klagen maar mee. Stap eroverheen. Los de problemen op en ga verder met je leven.' In de relatie met zijn vrouw waren die anti-emotionele overtuigingen de kern van het probleem geworden.

Ook andere overtuigingen die voortvloeien uit emotieschema's kunnen worden onderzocht, bijvoorbeeld de overtuiging dat de emoties van je partner nooit meer overgaan, dat zijn emoties onzinnig zijn, dat niemand anders zich zo zou voelen of dat hij zich eigenlijk behoort te schamen voor of schuldig te voelen over die emotie. Die overtuigingen kunnen met behulp van een kosten-batenanalyse worden onderzocht, met behulp van de dubbele-standaardtechniek en door naar het bewijs ervoor te kijken. In partnerrelaties geldt vaak dat de ene partner 'de ander emotioneel te veel in de zak heeft', waardoor er een soort 'emotionele besmetting' optreedt. De gedachte is: als hij die emotie heeft, krijg ik hem ook. De spanning binnen relaties over emoties kan worden verminderd door te bekijken wat het voordeel is van een stapje terugdoen, observeren, accepteren en belangstelling tonen voor de emoties van de ander – zonder de behoefte te voelen om erover te oordelen of ze onder controle te houden.

Naast vaststellen welke emotieschema's de cliënt heeft over de emoties van anderen, kan de therapeut de cliënt ook ondersteunen bij het *ontwikkelen van adaptieve strategieën voor de omgang met anderen*. Uitgaand van de bovenstaande observaties kan de therapeut (samen met de individuele cliënt of met beide cliënten als mensen in relatietherapie zijn) helpen om de partners aan te moedigen emoties te uiten, ze te valideren, de emoties die worden geuit te differentiëren, die gevoelens begrijpelijk te maken, de emotionele ervaring te accepteren, compassie op elkaar te richten en problemen op te lossen in een sfeer van onderlinge samenwerking.

Onderzoek over emotieschema's

Emotieschema's, processen en psychopathologie – 148

De effectiviteit van therapie volgens het emotieschemamodel – 149

Emotieschema's, processen en psychopathologie

Het theoretische model achter therapie volgens het emotieschemamodel en de effectiviteit van de behandeling worden ondersteund door onderzoek naar de rol van emotieschema's in psychopathologie, de mediërende rol van emotieschema's en onderzoek naar de effectiviteit van de therapie zelf.

In een van de eerste studies over emotieschema's vonden Leahy, Tirch en Melwani (2012) dat depressiviteit gepaard ging met een groter schuldgevoel over emotie, de verwachting dat de emotie langer zou aanhouden, meer rumineren en het beschouwen van de eigen emoties als minder begrijpelijk, minder beheersbaar en inhoudelijk anders dan de emoties van andere mensen. Angst hing samen met meer schuldgevoel over emoties, een simplistischer kijk op emoties, meer rumineren, en met de eigen emoties als minder begrijpelijk en inhoudelijk anders dan die van anderen te bezien. Silberstein, Tirch, Leahy en McGinn (2012) vonden dat negatieve emotieschema's samenhingen met minder psychologische flexibiliteit en lagere scores op mindfulness als karaktertrek. Tirch, Leahy, Silberstein en Melwani (2012) voerden een regressieanalyse uit met als voorspellende variabelen psychologische flexibiliteit, mindfulness als karaktertrek en verschillende emotieschema's, en vonden dat de emotieschemadimensie beheersbaarheid van emotie de beste voorspeller was van angst. Leahy, Tirch en Melwani (2012) vonden in een onderzoek dat ze deden bij 425 cliënten een significant verband tussen risicoaversie, negatieve overtuigingen over emoties en psychologische flexibiliteit en depressie, en ook tussen deze variabelen onderling. Riskind en Kleiman (2012) vonden in hun onderzoek dat 'dreigende kwetsbaarheid' als cognitieve stijl hogere scores voorspelde op negatieve emotieschema's en de angst voor controleverlies. In een onderzoek met als deelnemers 166 patiënten met een unipolaire en 140 patiënten met een bipolaire stoornis en een controlegroep van 151 gezonde deelnemers vonden Batmaz, Kaymak, Kocbiyik en Turkcapar (2014) dat de groep patiënten met een stemmingsstoornis verschilde van de gezonde controlegroep op de LESS-dimensies simplistische kijk op emoties, vlakheid van emotie, rationaliteit, rumineren, strengere waarden en gebrek aan controle over emoties. In een ander onderzoek met 457 psychiatrische patiënten als deelnemers vonden Batmaz en Özdel (2015) een verband tussen negatieve emotieschema's en depressie en metacognitieve factoren betreffende bezorgdheid op de schaal van Wells. In een onderzoek bij tweehonderd Russische patiënten vonden Sirota, Moskovchenko, Yaltonsky, Kochetkov, en Yaltonskaya (2013) een consistent verband tussen angst, depressie, interpersoonlijke sensitiviteit, obsessief-compulsieve symptomen, strategieën voor cognitieve emotieregulatie en maladaptieve vroegkinderlijke schema's en negatieve emotieschema's, dat consistent was met het emotieschemamodel.

In een onderzoek onder 326 volwassen psychiatrische patiënten vonden Westphal, Leahy, Pala en Wupperman (2016) dat onverschilligheid van ouders tijdens de kindertijd het ontstaan van een borderline persoonlijkheid op volwassen leeftijd voorspelt, via de mediërende rol van zelfcompassie en invalidering zoals waargenomen in het heden. Het emotionele schema invalidering droeg dus significant bij aan de huidige diagnose borderline en was daar een sterkere voorspeller van dan onverschilligheid of mishandeling door de ouders in de kindertijd die door de deelnemers werd gerapporteerd. Een onderzoek door Edwards, Micek, Mottarella en Wupperman (2017) wees uit dat de 'emotie-ideologie' van de deelnemers (emotieschema's) het verband medieerde tussen vroegkinderlijke mishandeling en latere alexithymie.

De effectiviteit van therapie volgens het emotieschemamodel

Meerdere studies wijzen uit dat therapie volgens het emotieschemamodel effectief is in het verminderen van angst, depressie, symptomen van PTSS en verschillende indicatoren voor het psychische functioneren. Khaleghi en collega's (2017) deden een studie met een test-hertest-opzet bij twee volwassen patiënten met een voorgeschiedenis van respectievelijk zes en acht jaar gegeneraliseerde-angststoornis, en vonden dat een behandeling bestaand uit tien sessies therapie volgens het emotieschemamodel tot een substantiële afname leidde in de scores op alle meetinstrumenten voor angst (Penn-State Worry Questionnaire, Metacognitions Questionnaire, Beck Anxiety Inventory en Hamilton Inventory) en dat die verbetering standhield bij een follow-up na twee maanden. Bovendien waren er aan het eind van de behandeling aanzienlijke verbeteringen opgetreden in bijna alle emotieschema's. Morvaridi, Mashhadi, Shamloo, en Leahy (onder review) verdeelden 24 volwassen patiënten met een angststoornis in een behandelgroep die therapie volgens het emotieschemamodel kreeg en een wachtlijstcontrolegroep. De patiënten kregen een behandeling van tien sessies. Er waren significante verbeteringen op alle onderzochte maten: emotieschema's, adaptieve emotieregulatiestrategieën op de Emotion Regulation Scale (onderdrukken en herbeoordeling) en de scores op de Wells (1994) Anxious Thoughts Inventory (AnTI). Specifiek op de AnTI was er als gevolg van de behandeling een significante verandering te zien in de scores op de subschalen gegeneraliseerde angst, sociale angst en angst voor ziekte. Bovendien trad verbetering op in alle emotie-schemadimensies. Rezaee, Ghadampur en Kazemi (2016) en Rezaee, Ghazanfari en Rezaee (2016) vonden dat therapie volgens het emotieschemamodel bij mensen met een depressie effectief was in het verminderen van negatieve emotieschema's zoals rumineren. Vergelijkbaar vonden Daneshmandi, Izadikah, Kazemi en Mehrabi (2014) dat therapie volgens het emotieschemamodel tot vermindering leidde in de emotieschema's schuldgevoel, simplistische kijk op emoties en tot toegenomen acceptatie van emoties. De onderzoekers opperden dat deze therapie zou kunnen helpen met het corrigeren van de schema's van vrouwen die slachtoffer waren geweest van kindermishandeling en verwaarlozing. Naderi, Moradi, Hasani en Noohi (2015) onderzochten de effectiviteit van therapie volgens het emotieschemamodel op de strategieën voor cognitieve regulatie van oorlogsveteranen met een posttraumatische stressstoornis en vonden dat deze therapie effectief was in het verminderen van negatieve emotieschema's en het verbeteren van strategieën voor emotieregulatie.

Bijlage

Register – 152

Register

A

aannames 93
abnormaal 48
acceptance and commitment therapy (ACT) 7
acceptatie 7
ACT. *Zie* acceptance and commitment therapy
adaptieve overtuigingen 83
adaptieve strategieën 66
affectvoorspelling 6
afgunst 60
alcoholmisbruik 86
alexithymie 71
als alles wordt afgepakt 142
ambivalentie 91, 134
André (voorbeeld van jaloezie) 90
angst 140
AnTI. *Zie* anxious thoughts inventory
anxious thoughts inventory (AnTI) 149
attributiemodel 48
automatische gedachten 90

B

beoordelingen 10
– cognitieve beoordelingen 10
beperkte middelen 15
besluitvorming 134
bevestiging 45
biologisch model 14
boosheid 106

C

CAS. *Zie* cognitive attentional syndrome
casusconceptualisatie 6
causaliteit 22
CFT. *Zie* compassion-focused therapy
CGT. *Zie* cognitieve gedragstherapie
cliënten 7
cognitie 5
cognitief model 7
cognitieve gedragstherapie (CGT) 5
cognitieve schema's. *Zie* emotieschema's
cognitieve vertekeningen 28
cognitive attentional syndrome (CAS) 7
compassie 38
compassion-focused therapy (CFT) 7
competitie 48
conceptualisatie 90
constructief ongemak 131
containment 52
copingstrategieën 25

D

daden 120
depressie 4
DGT. *Zie* dialectische gedragstherapie
dialectische gedragstherapie (DGT) 7
dichotoom denken 135
doelen 24
duurzaamheid van een emotie 122
duurzaamheidseffect. *Zie ook* duurzaamheid van een emotie

E

echtscheiding 43
een ladder van hogere betekenis beklimmen 141
een leven dat het waard is om voor te lijden 141
eenzaamheid 65
effectiviteit 148
emotie 14
– beoordelingen van emoties 64
– uitingen van 14
emotie-expressie 72
emotiegeheugen 44
emotieheuristiek 43
emotieregulatie 22
– adaptieve emotieregulatie 88
– maladaptieve emotieregulatiestrategieën 86
– problematische emotieregulatiestrategieën 25
emoties als vaststaand feit 81
emoties, duurzaamheid van 122
emotieschema's 22
emotioneel perfectionisme 58
emotioneel redeneren 136
emotionele caleidoscoop 60
emotionele ervaringen 44
emotionele intelligentie 98
emotionele landschap, het 53
emotionele lens, de 54
emotionele reactie 14
emotionele socialisatie 38
emotion-focused therapy 7
empathische fouten 59
escalatie 127
etiketteren 28
evolutionair model 15
evolutionaire aanpassing 14
existentieel perfectionisme 58
expansie van een emotie 106
exposure 131
expressie, in je recht staan om je te uiten 100
expressie, intensiteit 98
expressief schrijven 96

F

fobieën 14

G

gedachten 60
gedesillusioneerdheid 140
gedrag 104
gedragstherapeutisch interpersoonlijke model 83
geen rekening houden met de factor tijd 42
gehechtheidstheorie 38
gelaatsuitdrukking 14
geremde expressiviteit 101
gewenning 115
groei in emoties 81

H

hechtingsstijlen 70
het leven is prachtig 142
heuristieken 43

I

ideale validering 105
immuniteit, geen acht slaan op 43
inclusiviteit 53
interpersoonlijk gedrag 28
interpersoonlijke theorie over depressie 96
interventies 10
intieme relaties 38

intrusieve gedachten 52
invalidering 110

J

jaloezie 114

K

kernovertuiging 141

L

leahy emotional schema scale II (LESS II) 33
LESS-II. *Zie* leahy emotional schema scale II
levende stroom, de 53

M

maladaptieve strategieën 64
martha (voorbeeld van rumineren) 97
maximizers 135
metacognitieve model 7
michiel de mensch (relatievoorbeeld) 23
mindful afstand nemen 54
mindfulness 52
moetens 136

N

neerwaartse-pijltechniek 141
negatief filteren 136
negatieve beoordelingen 64
negatieve emoties 29
negatieve emotieschema's 148
negatieve gebeurtenissen 42
negatieve overtuigingen 74
niek de neuroot (relatievoorbeeld) 24
niet verdragen 52
normaliseren 48

O

obsessief-compulsieve stoornis (OCS) 118
obstakels overwinnen 54
OCS. *Zie* obsessief-compulsieve stoornis

ongewenste emoties 58
onmiddellijke oorzaken 82
onplezierige emoties 48
onrealistische regels 110
ontpathologiseren 14
onvermijdelijke gedesillusioneerdheid 59
oorzaken op grotere afstand 82
ouderlijke investeringstheorie 15
overtuigingen 74
overtuigingen over catharsis 96

P

paniekstoornis 126
pathologiseren 48
persoonlijk empowerment 130
pijnlijke emoties 71
positieve aspecten onderwaarderen 135
positieve emoties 122
positieve gebeurtenissen 42
problematische overtuigingen 83
problematische strategieën 110
psychopathologie 148
psychotherapie 4

R

reacties van ouders 70
relatiekamer, de 144
relaties 38
relationship emotional schema scale (RESS) 38
RESS. *Zie* relationship emotional schema scale
richard (voorbeeld van rumineren) 96
rumineren 86

S

satisfiers 134
schaamte 118
schema's 104
scherp stellen 122
schuldgevoel 64
sociaal-cognitief model 22
sociale cognitie 4
sociale constructie van emoties 28
sociale context 98
sociale steun 87
specificiteit 80
succesvolle onvolmaaktheid 131
symfonie, de 55

T

teleurstelling 59
therapeuten die therapie volgens het emotieschemamodel geven 81
therapie volgens het emotieschemamodel 10
therapieproces 74

U

universele emotie 48

V

validering 104, 105
veerkracht 131
veerkrachtpil 131
verandering, theorieën over 23
verdachte emoties 115
verdriet 10
verleiding 119
vermijding 123
verveling 58
verwachtingen 58
voorspellingen 42
voorspellingen over emoties 45
voorwaardelijke overtuigingen 22

W

waarden 104
waarzeggen 28
wolken, de 53
wrok 59

Z

zelfcompassie 48
zelfinvalidering 111
zuivere geest 59

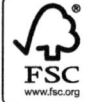

If you have any concerns about our products,
you can contact us on
ProductSafety@springernature.com

In case Publisher is established outside the EU,
the EU authorized representative is:
**Springer Nature Customer Service Center GmbH
Europaplatz 3, 69115 Heidelberg, Germany**

Printed by Libri Plureos GmbH
in Hamburg, Germany